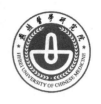

贾春生　王锐卿　编著

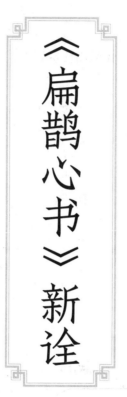

《扁鹊心书》新诠

U0200744

全国百佳图书出版单位

中国中医药出版社

·北　京·

图书在版编目（CIP）数据

《扁鹊心书》新诠 / 贾春生，王锐卿编著 . —北京：中国中医药出版社，2023.6
ISBN 978 – 7 – 5132 – 7530 – 9

Ⅰ . ①扁… Ⅱ . ①贾…②王… Ⅲ . ①中医学—中国—南宋 Ⅳ . ① R2

中国版本图书馆 CIP 数据核字（2022）第 053957 号

中国中医药出版社出版

北京经济技术开发区科创十三街 31 号院二区 8 号楼
邮政编码 100176
传真 010-64405721
山东润声印务有限公司印刷
各地新华书店经销

开本 880×1230 1/32 印张 8.25 字数 181 千字
2023 年 6 月第 1 版 2023 年 6 月第 1 次印刷
书号 ISBN 978 – 7 – 5132 – 7530 – 9

定价 49.00 元
网址 www.cptcm.com

服 务 热 线 010-64405510
购 书 热 线 010-89535836
维 权 打 假 010-64405753

微信服务号 zgzyycbs
微商城网址 https://kdt.im/LIdUGr
官 方 微 博 http://e.weibo.com/cptcm
天猫旗舰店网址 https://zgzyycbs.tmall.com

如有印装质量问题请与本社出版部联系（010-64405510）

# 作者简介

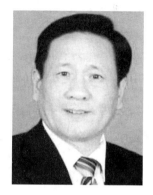

贾春生（1958— ），研究生毕业于中国中医科学院，师从王雪苔教授。河北中医药大学针灸推拿学院原院长，二级教授，主任中医师，博士研究生导师，国家中医药管理局针灸学重点学科带头人，国家级一流本科专业针灸推拿学建设点负责人，国家级一流课程刺法灸法学负责人，全国第六批、第七批老中医药专家学术经验继承工作指导老师，全国名老中医经验传承工作室指导老师，河北省政府特殊津贴专家，河北省教学名师。兼任中国针灸学会常务理事，中国针灸学会标准化工作委员会副主任委员，穴位贴敷专业委员会副主任委员，针灸文献专业委员会副主任委员，世界针灸学会联合会舌针专业委员会副主任委员，世界中医药学会联合会中医一技之长专业委员会副会长，中国民间中医医药研究开发协会特种灸法专业委员会名誉主任，河北省针灸学会副会长，河北省针灸学会特种针法灸法专业委员会名誉主任等职。

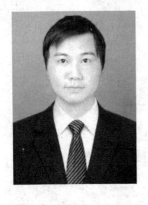

王锐卿（1995—　），男，汉族，河北中医药大学硕士研究生，师从贾春生教授。辽宁中医药大学在读博士生，师从鞠宝兆教授。中国针灸学会会员，河北省针灸学会首届针灸器材专业委员会委员，河北省针灸学会第三届特种针法灸法专业委员会青年委员。主要研究方向为针灸文献研究和《黄帝内经》多学科交叉研究。出版学术著作1部，发表学术论文26篇，其中以第一作者身份发表论文16篇。

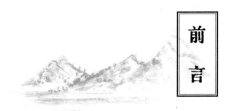

前言

"一部中医史，半部燕赵人"，燕赵医学源远流长，名医辈出，流派众多，可以在中医的历史卷轴中留下浓墨重彩的一笔。2019 年，在各级领导的支持下，河北中医学院（现河北中医药大学）成立了燕赵医学研究院。2020 年，在京津冀三地部分院士和国医大师共 21 人的共同倡议下，依托河北省中医药发展中心成立了京津冀燕赵医学研究中心。之后的几年，燕赵医学的相关活动也多了起来，为燕赵医学事业的推动和发展起到了十分重要的作用。

作为一名燕赵医学人，理所应当为燕赵医学的发展贡献自己的绵薄之力。燕赵针灸中有"二窦"，第一位是窦汉卿，是针灸医学史中承上启下的著名医家，无疑更是燕赵针灸中璀璨的明星，窦汉卿在针法穴法上的贡献是巨大的。2020 年，我和我的学生王锐卿完成了《窦汉卿针灸经验集粹》的编写工作，于 2023 年正式出版。"二窦"中的另一位就是自称"第三扁鹊"的窦材，窦材在针灸学术上的贡献更多是在灸法上，我的导师王雪苔教授就曾注意到目前针灸界存在着重针轻灸的现象，于是我在研究生期间就开始进行艾灸的相关研究。在工作后的临床实践及现代研究中，更是越来越发现灸法的独特魅力，诚如古人所言"针之不及，灸之所宜"，我自己也是灸法的受益者，所以我就打算写一本关于燕赵医学中灸法的书，窦材的著作《扁鹊心书》就成了不二之选。

关于《扁鹊心书》注解的相关论著不少，我们在认识上既要传承好前人的学术成果，又要发展和超越前人的成果，于是在这本书的编写过程中，尽量保持原书风貌，在此基础上做了一定的修改，将《扁鹊心书》内容分为上、中、下三篇，上篇内容是窦材学术思想研究，由两部分组成，一部分内容是窦材医论新诠，为原书卷上内容的全新阐述，由于卷上的"黄帝灸法""扁鹊灸法""窦材灸法"属于穴位定位主治和针方内容，于是将其划分到中篇和下篇中；另一部分内容是我们的研究成果——窦材学术思想形成背景及学术成就，以便读者明其源，又知其功。中篇内容是窦材穴药解，按照现代《经络腧穴学》和《方剂学》的格式，结合本人临床经验和现代研究，对原书卷下"周身各穴"和"神方"进行改编和发挥，并对其中有歧义的穴位名称和定位进行考辨，如石门和胞门子户、腰俞和脐俞、食窦和命关、目窗与目明等。下篇内容是临证治验，为原书卷中和卷下的针方和病案，按照内、外、妇、儿、五官科进行分类，以方便读者检索查阅，并加注按语，使读者更容易且深刻地领会窦材的学术经验。

如果这本拙作能对您产生一点点启发，就说明我们的努力没有白费，我们也深感荣幸，也算为燕赵针灸事业做出了一点点贡献。由于水平有限，如有错漏之处，请您批评斧正。

贾春生

2023 年 6 月 10 日

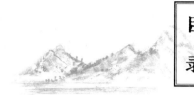

# 目录

# 中篇　窦材穴药解

## 下篇　临证治验

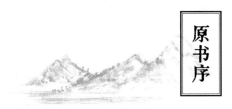

原书序

　　《灵》《素》为医家正传，后世张仲景、王叔和、孙思邈、孙兆、初虞世、朱肱，皆不师《内经》，惟采本草诸书，各以己见自成一家之技，治小疾则可，治大病不效矣。（王叔和、朱肱乌可与仲景同列，若云仲景不师《内经》，试观《伤寒》《金匮》二书，不本《灵》《素》之旨，宁有如是精深之论乎？）至皇甫士安、巢元方、王冰等，虽学《素问》，而不得方学之传，亦根据前六子方法而行。此书从古至今，未得通行。余业医四世，皆得此法之力，而人世未深信，故难梓行。余初学医，尽博六子之书，以为医之理尽矣。然调治小疾，百发百中，临大病百无二三，每怅己术之不精也。后遇关中老医，叩余所学，笑曰：汝学非是岐黄正派，特小技尔。只能调小疴，俟其自愈，岂能起大病哉！余即从而师之，三年，师以法授我，反复参详，遂与《内经》合旨，由兹问世，百发百中，再观六子书，真儿戏耳。但师授固简而当，意欲梓行，恐有未尽。遂将追随先师所历之法，与己四十余稔之所治验，集成医流正道，以救万世夭枉。后人得此，苟能日夜勤求，自能洞贯其理，以见余言非谬。至若贤良忠正，孝子仁人，再为广布，俾天下后世，上可以救君亲，下可以济斯民。余因恐遭天谴，不敢自私，刊刻流传，愿仁者勿拘成见而屑视之，斯幸矣。

宋绍兴十六年武翼郎前开州巡检窦材谨序。（细观此叙前后语意不相联属，似非通人之语，疑是后人伪作）

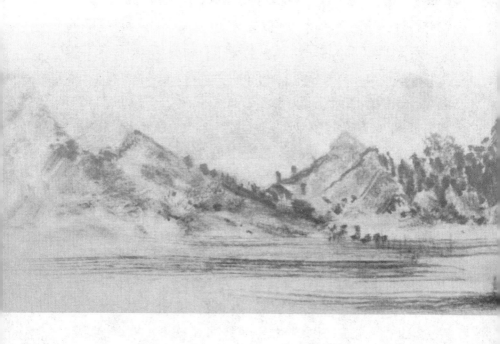

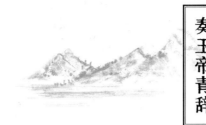

# 奏玉帝青辞

维大宋绍兴十六年丙寅月，武翼郎臣窦材奏启玉皇上帝玉陛下。

臣闻上天好生而恶死，下民畏死而贪生，上天虽云恶杀，但示劝惩于下民，非其人而杀之者有之。下民虽曰贪生，但归生死于天命，而致枉死者有之，皇天悯下民之疾苦，故假神农、黄帝、岐伯、雷公、扁鹊、俞跗等，以立医教，救人灾病。历世绵远，屡遭兵火，其神书散亡，仅存者《灵枢》《素问》而已，虽不尽传宗派，是亦能救人疾苦，保人性命，但少洞彻脏腑、剖肠、涤髓之神耳。（果能参悟《灵》《素》，自然洞见脏腑，至于剖肠涤髓，乃后世法之巧，而用之神。惜乎此书无传，谅亦不过一技术之妙，岂如《灵》《素》之贯天人，晰隐显，大无不包，细无不入，为万世理道之神书，救人之秘典哉。）后世仲景采《内经》外感风寒之旨，附以己见，定立方法，及采杂证七十余条，集为《伤寒》《金匮》。后之学人，咸遵守莫敢移易。殊不知伤寒既有多证，《内经》自然该载，何必牵扯种种杂病，以为伤寒，误人不少（果能遵循仲景之法，岂有误人。惟后学不明其旨，妄为注解，各执己见，未免穿凿，希冀立名，遗讹后世，将为仲景之功臣，实为仲景之罪人。千百年来，明伤寒法者有几人哉）。嗣后叔和、思邈又附益之，障蔽圣经，遗讹后世，且《经》云：伤寒为病身热，热虽甚不死。论中风曰，中五脏俞穴，则为偏风；论水胀曰，因气为肿；论厉风曰，地之湿气，感则害人皮肉筋脉。如此言之，其旨深，其意广，后之人欲移难就易，妄为穿凿。且举伤寒之证，真邪相传，真气盛则病愈，邪气盛则病死；阳证无死人之理，阴证害人甚速，须加灸艾，方保无虞。仲景立许多承气汤，使后人错用，致寒凉杀人于顷刻也。（三承气汤恶能害人。后学不明阴阳承制之道，而妄用承气者害之耳，于仲景何尤？）

臣因母病，用仲景之法不效，遂成不救，痛心疾首，精究《内经》，又得皇天默授，经历十年方得灵验。

凡一切大病小疾，只以此法，触类引申，效如影响。臣苦志五十余年，悟得救人秘法已十余年矣。向因薄宦，奔走四方，今年过不逾，常虑身填沟壑，其书失传，遂欲考订发梓，伏望皇天后土，特加慈悯，保生民于仁寿之域，俾其书万世通流，臣虽死无憾。设有一言不实，甘受天殃。若此书果益于后世，伏望神天护佑，以广其传。（设此重誓，以质上帝，则其立心切于天下后世可知。学人不可谓偏于从热而忽视之，以负先生一片救世婆心。）臣诚惶诚恐冒罪以闻。

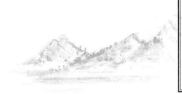

进医书表

臣闻医家正道，《内经》为真，《内经》言病最详，而无治病之法，故黄帝又与岐伯撰出《灵枢》，实为医门所最急者也。嗣后，秦越人根据《内经》旨趣，而演八十一难、九针之说，晋皇甫士安采《灵枢》之旨，撰《甲乙经》十卷，隋巢元方摘《灵》《素》绪余，注《内经》，又撰《病原》三十卷；唐王冰抉《灵》《素》之旨注《内经》，撰《天元玉历》。以上诸子皆有著作，悉师《灵》《素》，去古法不远。而汉张仲景不师《内经》，惟采《本草》《汤液》，著《金匮玉函》十卷，撰《伤寒论》十卷。晋王叔和又赘其说，唐孙思邈采本草药性，集成《千金方》三十卷。《玉函经》五十卷，和附仲景，重重著述，皆宗此意。废去针灸及丹附大药，尽用草木小药，盛行汤剂，以之理小疾则生，治大病则百无一活，至千百世，误死天下苍生。(《伤寒》《金匮》之书，辨六气之环转，析神机之出入，阴阳消长之妙，虚实递更之变，首尾贯通，<u>丝丝入扣</u>。至于在经俞而用针，起陷下而用灸，并观其自叙，可谓神于师《内经》者矣。谓仲景不师《内经》，废弃针灸，不亦冤乎。至若叔和、思邈，俱一代之明医，亦未宜深贬，后学当细心辨之。) 伏念臣河朔真定之寒士，焉敢善善揭前辈之过。但臣世祖隶传于医学，内舍相传，亦

以《千金》、仲景等方，小试果效，用临大证，心窃有疑。后得上天
裨我此书，更参《内经》，百发百中，始信医有回天之功也。

所谓大病者，一伤寒，二阴疽内蚀，三虚劳痰火，四中风，五
水肿，六鼓胀，七脾泄暴注，八尸厥，九久痢，十脾疟，十一喉痹，
十二男女骨蒸劳热，十三小儿急慢惊风，十四痘疹黑斑缩陷。至于
胎前产后百十种必死大证，世人莫能救疗，束手待毙，良可哀哉。

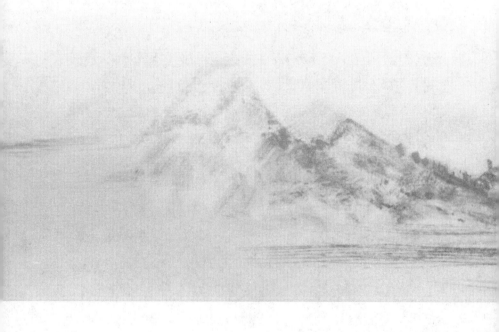

臣于此处消息五十余年，乃见正道，自古扁鹊、俞跗、仓公、华佗，皆此书也，惜不广传于后世。臣今尽传此法于人，以救苍生天横，伏乞陛下，大展圣裁，悯诸未世，将此书颁行天下，试之有验，臣死无憾。若试之不效，即置臣于法，以彰诳君之罪。臣诚惶诚恐，稽手顿首，冒死以闻。

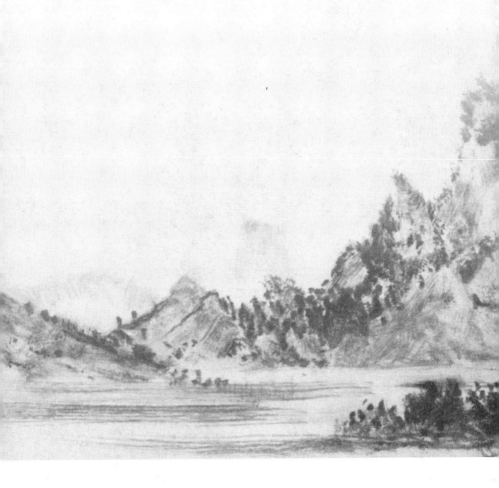

上篇

窦材学术思想研究

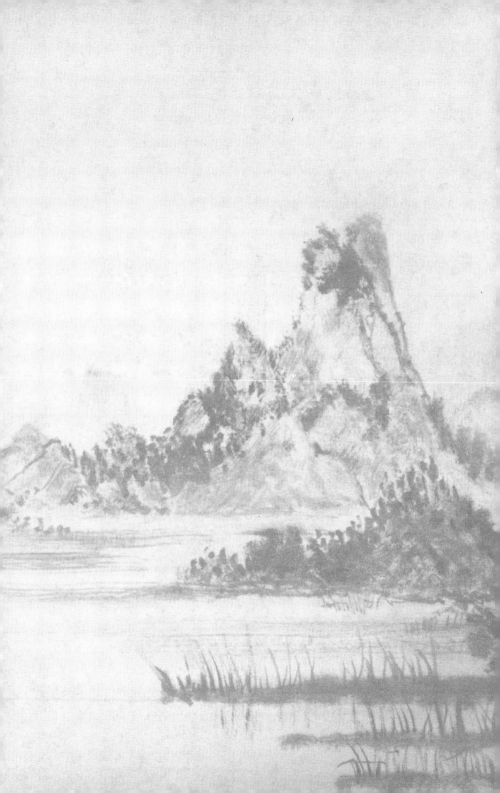

窦材医论新诠

# 当明经络

谚云:"学医不知经络,开口动手便错。"盖经络不明,无以识病证之根源,究阴阳之传变。如伤寒三阴三阳,皆有部署,百病十二经脉可定死生。既讲明其经络,然后用药径达其处,方能奏效。昔人望而知病者,不过熟其经络故也。俗传遇长桑君,授以怀中药,饮以上池之水,能洞见脏腑,此虚言耳。今人不明经络,止读药性病机,故无能别病所在。漫将药试,偶对稍愈,便尔居功,况亦未必全愈;若一不对,反生他病,此皆不知经络故也。(近世时医失口,言经络部位乃外科治毒要法,方脉何借于此。嗟嗟!经络不明,何以知阴阳之交接,脏腑之递更,疾病情因从何审察。夫经络为识病之要道,尚不肯讲求,焉望其宗主《内经》,研究《伤寒》,识血气之生始,知荣卫之循行。阴阳根中根外之理不明,神机或出或入之道不识,师徒授受唯一《明医指掌》《药性歌括》,以为熟此尽可通行,用药误人全然不辨。或遇明医,枝梧扯拽,更将时事俗情乱其理谈,常恐露出马脚,唯一周旋承奉。彼明理人焉肯作恶,只得挽回数言,以盖其误。如此时医,诚为可耻。)

【按】本篇源于《灵枢·经脉》:"经脉者,所以能决死生,处百病,调虚实,不可不通"与《素问·徵四失论》:"夫经脉十二,络脉三百六十五,此皆人之所明知,工之所循用也……是故治不能循理,弃术于市,妄治时愈,愚心自得。"虽两篇出自《黄帝内经》,但

《内经》与扁鹊医学有着千丝万缕的联系[1,2,3]，故《扁鹊心书》虽以扁鹊冠名，却多与《内经》内容相关。其中《灵枢·经脉》中"不可不通"即不可不通晓之义，窦材尽得其要。经络乃沟通全身上下的通道，如不明经络，则阴阳变化不明，五脏六腑之表里及生克制化不明，疾病传变不明。后俗传内容见于《史记·扁鹊仓公列传》："扁鹊者，勃海郡郑人也，姓秦氏，名越人。少时为人舍长，舍客长桑君过，扁鹊独奇之，常谨遇之，长桑君亦知扁鹊非常人也。出入十余年，乃呼扁鹊私坐，间与语曰：'我有禁方，年老，欲传与公，公毋泄。'扁鹊曰：'敬诺。'乃出其怀中药与扁鹊：'饮是以上池之水三十日，当知物矣。'乃悉取其禁方书尽与扁鹊，忽然不见，殆非人也。扁鹊以其言饮药三十日，视见垣一方人。以此视病，尽见五脏症结，特以诊脉为名耳。为医或在齐，或在赵，在赵者名扁鹊。"虽然原文有着一定的神话色彩，但是原文云"尽见五脏症结"，明经络，则可识病证之根源。文中最后则批判了只明药性病机的医家，意在说明经络的重要性。从中我们可以看出，窦材乃医经派的代表人物，《汉书·艺文志》："医经者，原人血脉经络骨髓阴阳表里，以起百病之本，死生之分，而用度箴石汤火所施，调百药齐和之所宜。至齐之得，犹磁石取铁，以物相使。拙者失理，以愈为剧，以生为死。"

---

① 黄龙祥. 经脉学说与扁鹊脉法的血缘 [J]. 中国针灸，2015，35（05）:517–523.
② 黄龙祥. 扁鹊医学特征 [J]. 中国中医基础医学杂志，2015，21（02）:203–208.
③ 黄龙祥. 扁鹊医籍辨佚与拼接 [J]. 中华医史杂志，2015，45（01）:33–43.

# 须识扶阳

　　道家以消尽阴翳，炼就纯阳，方得转凡成圣，霞举飞升。故云："阳精若壮千年寿，阴气如强必毙伤。"又云："阴气未消终是死，阳精若在必长生。"故为医者，要知保扶阳气为本。人至晚年阳气衰，故手足不暖，下元虚惫，动作艰难。盖人有一息气在则不死，气者阳所生也，故阳气尽必死。人于无病时，常灸关元、气海、命关、中脘，更服保元丹、保命延寿丹，虽未得长生，亦可保百余年寿矣。（今人只是爱趋死路，动云：我有火病，难服热药。所延之医，悉皆趋承附和，不言上焦有火，即云中、下积热，及至委顿，亦不知变迁。或遇明眼之医，略启扶阳之论，不觉彼此摇头，左右顾盼，不待书方，而已有不服之意矣。生今之世，思欲展抱负，施姜附尚且难入，而丹药、灼艾之说，断乎其不可行也。）

　　【按】此篇可看出窦材深谙《内经》之道，《素问·生气通天论》："凡阴阳之要，阳密乃固……故阳强不能密，阴气乃绝，阴平阳秘，精神乃治，阴阳离决，精气乃绝。"由此我们不难看出《内经》的阴阳之中更偏重于阳。"重阳"的理念在古典针灸学中留下了深深的烙印。阳气与寿夭的关系在《黄帝内经》中也多有提及，如《素问·生气通天论》："阳气者若天与日，失其所则折寿而不彰，故天运当以日光明。"《素问·五常政大论》："阳精所降其人夭。"另外，窦材深明血气对人体的重要性，明白血气属性，《素问·调经论》："血气者，喜温而恶寒。"正是由于血气有此特性，故在所有邪气中，更加重视风寒之邪，窦材也继承了这一点，《扁鹊心书·伤寒四经见证》："太阳主皮毛，故寒邪先客此经；阳明主胃，凡形寒饮冷则伤之；太阴主脾，凡饮食失节，过食寒物则伤之；少阴主肾，寒水喜归本经也。"这也可能是窦材多用灸法、丹药的原因之一。

宋代本身就是一个崇道的历史时期，在宋代，道教与医学共同繁荣，也发生了深度互动，不仅道教医学得以发展，传统医学也打上了明显的道教印迹，从本篇我们就可以看出窦材深受道家影响。在附卷《神方》中就载有20种丹药，其所用丹药多含硫黄、雄黄、辰砂、硝石等药物，这些都与道家思想有密切关系。其所言丹田亦是道家重视之处。其在文末所言"人于无病时，常灸关元、气海、命关、中脘，更服保元丹、保命延寿丹，虽未得长生，亦可保百余年寿矣"可与"住世之法"合参。

# 住世之法

绍兴间刘武军中步卒王超者，本太原人，后入重湖为盗，曾遇异人，授以黄白住世之法，年至九十，精彩腴润。辛卯年间，岳阳民家，多受其害，能日淫十女不衰。后被擒，临刑，监官问曰：汝有异术，信乎？曰：无也，唯火力耳。每夏秋之交，即灼关元千炷，久久不畏寒暑，累日不饥。至今脐下一块，如火之暖。岂不闻土成砖，木成炭，千年不朽，皆火之力也。死后，刑官令剖其腹之暖处，得一块非肉非骨，凝然如石，即艾火之效耳。故《素问》云：年四十，阳气衰，而起居乏；五十体重，耳目不聪明矣；六十阳气大衰，阴痿，九窍不利，上实下虚，涕泣皆出矣。夫人之真元乃一身之主宰，真气壮则人强，真气虚则人病，真气脱则人死。保命之法：灼艾第一，丹药第二，附子第三。人至三十，可三年一灸脐下三百壮；五十，可二年一灸脐下三百壮；六十，可一年一灸脐下三百壮，令人长生不老。余五十时，常灸关元五百壮，即服保命丹、延寿丹，渐至身体轻健，羡进饮食。六十三时，因忧怒，忽见死脉于左手寸部，十九动而一止，乃灸关元、命门各五百壮。五十日后，死脉不复见矣。每年常如此灸，遂得老年康健。乃为歌曰：一年辛苦唯三百，灸取关元功力多，健体轻身无病患，彭笺寿算更如何。（先生三法实为保命之要诀，然上策人多畏惧而不肯行；中策古今痛扫，视为险途；若下策用之早而得其当，亦可十救其五。予遵行历年，不无有效、有否。效则人云偶中，否则谤讟蜂起，此非姜附之过，乃予热肠之所招也。吾徒不可以此而退缩不前，视人之将死可救而莫之救也。）

【按】重湖即洞庭湖的别称。黄白住世之法据笔者猜测为黄帝、白氏之住世之法。《汉书·艺文志》中记载了医经七家，其中包括《黄帝内经》《黄帝外经》《白氏内经》《白氏外经》。窦材言王超的例子重在说明，艾灸养生保健的重要性。其中《素问》云"一句，应出自《素问·阴阳应象大论》："能知七损八益，则二者可调，不知用此，则早衰之节也。年四十，而阴气自半也，起居衰矣。年五十，体重，耳目不聪明矣。年六十，阴痿，气大衰，九窍不利，下虚上实，涕泣俱出矣。"可与《素问·上古天真论》共参："五八，肾气衰，发堕齿槁；六八，阳气衰竭于上，面焦，发鬓颁白；七八，肝气衰，筋不能动，天癸竭，精少，肾脏衰，形体皆极；八八，则齿发去。"

此篇最为重要的是对保健灸法重视，最早记载用灸法预防疾病的书籍，为晋代范汪所著的《范东阳杂药方》，该书有用灸法预防霍乱可使人"终无死忧"的记载，并把这种用于防病的灸法称为"逆灸"。宋代保健灸法更加受到医学家、养生家的重视与应用，使其进一步得到了充实，并在理论上有所发展。窦材在此篇中将灸法列为诸种养生法的首位，在灸法保健养生用穴方面，他提出了关元、气海、命门、中脘等穴。认为人于无病时常灸这些穴位，"虽未得长生，也可保百余年寿矣"。窦材还在理论上阐述了保健灸法的原理，他在"须识扶阳"中提出"阳精若壮千年寿，阴气如强必毙伤"的论点，指出了人之所以衰老，是由于元阳逐渐衰竭所致，扶阳是养生的基本原则。常灸关元等穴，则可强壮元阳、延缓衰老、保持长寿。窦材扶阳以肾阳、脾阳为首，然后是其他脏腑之阳。命关与关元一上一下，先天后天兼顾，施以艾灸，温补脾肾，即"灸关元以救肾气，灸命关以顾脾气"。窦氏还提出了关元保健灸应随着年龄的增长逐渐增加施灸的壮数，以延缓机体渐趋衰老进程的观点。窦氏之所以极力提倡保健灸法并对其有较深刻的认识，是与他从中获益匪浅有关。

# 大病宜灸

医之治病用灸，如煮菜需薪，今人不能治大病，良由不知针艾故也。世有百余种大病，不用灸艾丹药，如何救得性命，劫得病回？如伤寒、疽疮、劳瘵、中风、肿胀、泄泻、久痢、喉痹、小儿急慢惊风、痘疹黑陷等证。若灸迟，真气已脱，虽灸亦无用矣；若能早灸，自然阳气不绝，性命坚牢。又世俗用灸，不过三五十壮，殊不知去小疾则愈，驻命根则难。故《铜人针灸图经》云：凡大病宜灸脐下五百壮。补接真气，即此法也。若去风邪四肢小疾，不过三、五、七壮而已。仲景毁灸法云：火气虽微，内攻有力，焦骨伤筋，血难复也。余观亘古迄今，何尝有灸伤筋骨而死者！彼盖不知灸法之妙故尔。（《灵枢》论虚而至陷下，温补无功，借冰台以起陷下之阳耳。若仲景所言微数之脉，慎不可灸。脉而至于微矣，似有似无，则真阳已漓，又至于数矣，则真阴已竭，阴阳漓竭，灸亦无益。但有炎焰而无温存，宁不焦骨伤筋而血难复？非毁灸也。）

孙思邈早年亦毁灸法，逮晚年方信，乃曰：火灸，大有奇功。昔曹操患头风，华佗针之，应手而愈，后佗死复发。若于针处灸五十壮，永不再发。或曰：人之皮肉最嫩，五百之壮，岂不焦枯皮肉乎？曰：否。已死之人，灸二三十壮，其肉便焦，无血荣养故也。若真气未脱之人，自然气血流行，荣卫环绕，虽灸千壮，何焦烂之有哉。故治病必先别其死生，若真气已脱，虽灸亦无用矣。唯是膏梁之人，不能忍耐痛楚，当服睡圣散，即昏不知痛，其睡圣散余自用灸膝神效，放心服之，断不误人。（以救己之心，推以救人。所谓见身说法，其言诚真，其心诚切，其论诚千古不磨之论，无如天下之不信何。）

【按】在"须识扶阳"中，已经阐述了阳气的重要性，大病多阳气不足，故《灵枢·官能》："针所不为，灸之所宜。上气不足，推而扬之。下气不足，积而从之。阴阳皆虚，火自当之。"《灵枢·邪气脏腑病形》："诸小者，阴阳形气俱不足，勿取以针，而调以甘药也。"故窦材言："世有百余种大病，不用灸艾丹药，如何救得性命。"虽然窦材推崇灸法，其只言大病宜大量灸，若去风邪四肢小疾，不过三、五、七壮而已。其于书中所录治验多为急重症，故灸量极大，不能因为书中多载大剂量灸法，就认为窦材思想极端。而且其强调艾灸的时机，一定要在真气未脱之前。关于灸疮，发灸疮自然皮肉焦枯，但由于人体气血流行，荣卫环绕，灸疮护理得当可生肌长肉，灸疮退痂，但局部仍留有痕迹。窦材恐膏粱之人不能忍耐艾灸痛楚，专门设睡圣散一方，可谓其发明，详见中篇。至于"其睡圣散余自用灸膝神效"，何谓"灸膝"？笔者认为乃"灸痛"之误。

# 三世扁鹊

医门得岐黄血脉者，扁鹊一人而已。扁鹊黄帝时人，授黄帝《太乙神明论》，著《五色脉诊》《三世病源》，后淳于意、华佗所受者是也。第二扁鹊，战国时人，姓秦名越人，齐内都人，采《内经》之书，撰《八十一难》，慨正法得传者少，每以扁鹊自比，谓医之正派，我独得传，乃扁鹊再出也，故自号扁鹊。第三扁鹊，大宋窦材是也，余学《素问》《灵枢》，得黄帝心法，革古今医人大弊，保天下苍生性命，常以扁鹊自任，非敢妄拟古人，盖亦有所征焉。尝因路过衢州野店，见一妇人遍身浮肿露地而坐。余曰：何不在门内坐？妇曰：昨日蒙土地告我，明日有扁鹊过此，可求治病，我故于此候之。余曰：汝若听我，我当救汝。妇曰：汝非医人，安能治病？余曰：我虽非医，然得扁鹊真传，有奇方，故神预告汝。遂与保命延寿丹十粒服之，夜间小便约去二升，五更觉饥。二次又服十五粒，点左命关穴，灸二百壮。五日后，大便下白脓五七块，半月全安。妇曰：真扁鹊再生也。（予治数人患此症者，浮肿、喘急、卧难着席，浆粥俱不入矣，既无丹药亦不肯灸，只用重剂姜附十余帖，而形体复旧，饮食如常，可知人能信用温化，即不灸亦有生机。）

想扁鹊独倚其才，旁游列国为同道刺死，华佗亦不传其法，为人潜死，皆因秘而不发，招人之忌耳。余将心法尽传于世，凡我同心肯学正传，不妨亦以扁鹊自命可也。（舜何人哉，予何人哉，有为者亦若是。）

【按】从前半论述可知，窦材对文献研究颇深，对扁鹊医学有很深的研究。春秋战国时期，齐地强盛的军事基础、五音发端的优势、丰富的砭石资源，及影响深远的鸟图腾文化，为扁鹊医学，特别是针灸学的诞生，提供了天时地利人和的摇篮。作为中国第一个完整的医学体系，扁鹊医学早生《黄帝内经》数百年。今天我们所熟知的扁鹊，是春秋战国时期齐籍名医秦越人，又号卢医，由于医术高超，被当时人们尊以上古神医"扁鹊"的名号。少时学医于长桑君，尽传其医术禁方，擅长各科，名动天下，并形成包括仓公、华佗、谢士泰等名医在内的师承脉络。从某种程度上说，扁鹊医学与《黄帝内经》，是纯种与杂交的关系。通过"杂交"融合，扁鹊医学并没有死亡，而是获得了新生。扁鹊医学的四行足迹，时间先后依次为："扁鹊曰"版本——《脉经》所传；"襄公问扁鹊曰"传本——《删繁方》所传；"黄帝问扁鹊"传本——仓公所受及《千金翼方》所传；"雷公问黄帝"传本——传世本《黄帝内经》所传。故窦材言"余学《素问》《灵枢》，得黄帝心法，革古今医人大弊，保天下苍生性命，常以扁鹊自任。"且《扁鹊心书》多言急重症的治疗，可能也与《鹖冠子·卷下·世贤第十六》中扁鹊三兄弟的故事有关："曰：子昆弟三人其孰最善为医？扁鹊曰：长兄最善，中兄次之，扁鹊最为下。魏文侯曰：可得闻邪？扁鹊曰：长兄于病视神，未有形而除之，故名不出于家。中兄治病，其在毫毛，故名不出于闾。若扁鹊者，镵血脉，投毒药，副肌肤，闲而名出闻于诸侯。"扁鹊善治重症而闻名，故此书也多载重症治疗。

# 时医三错

凡阴疽及鬼邪着人，或两眼内障，此三法皆出《内经》。其疮疽本于肾虚，为阴所着，寒邪滞经，依附于骨，故烂人筋，害人性命。

其法必大补肾气，壮阳消阴，土得阳气，自生肌肉，则元气周流不侵骨髓矣。今则附入外科，庸医不知，反用败毒凉药，致元气虚惫而死者，多矣。（亲见一妇人患伏兔阴疽，形扁色白，大如覆盂，延一艮山门疡医，连用清火败毒药四剂，不待脓溃，一泻而死。）

鬼邪着人者，皆由阴盛阳虚，鬼能依附阴气，故易而成病，若阳光盛者焉敢近之。治法大补元气，加以育神，则鬼邪自然离体。病家不知，专求符箓，此等外道决无灵验。或假手庸医，认为燥火，投以凉药，或清热化痰，致人枉死，良可悲哉（世俗于轻浅小疾皆事巫祝，况鬼祟为殃，肯舍巫乎！加之医用寒凉，故尔愈者不易。）

眼生内障由于脾肾两虚，阳光不振耳。故光之短主于脾，视物不明主乎肾。法当温补脾肾，壮阳光以消阴翳，则目明矣。今则另立眼科以成一家之技，只用凉剂，冰损元阳，致脾肾虚衰而死，殊不知一切病证皆有《内经》正法。后人分立十三科妄名，是以识见小者，专习一科，成一偏之见，譬之大海中认一浮沤，综理未贯，动即伤生，悲哉！（予目睹京中来一太医院官陈某，自炫能开瞽目，专以冷水冰伏，又以寒膏内陷。其人本领，实而火重者见效亦捷；若本弱元亏者，无不阴受其害。斜桥一盐贩之妻服膏半盏，腹即疼痛，其夫强之服尽，大吐而毙。其夫一时惶急，从楼窗跃出街心。哭叫：陈太医药杀我妇！百种辱骂累及祖先，闻者无不寒心。笔此以见寒凉误人，并信耳不信目之戒。）

【按】该文名"时医三错"可知，主要内容言南宋时期医家对阴疽、鬼邪着人及两眼内障三病的认知错误。其言"此三法皆出《内经》"，查《内经》相关痈疽条文，有关痈疽病机见于《灵枢·痈疽》："夫血脉荣卫，周流不休，上应星宿，下应经数，寒邪客经络之中，则血泣，血泣则不通，不通则卫气归之，不得复反，故痈肿寒气化为热，热胜则腐肉，肉腐则为脓，脓不泻则烂筋，筋烂则伤骨，骨伤则髓消，不当骨空，不得泄泻，血枯空虚，则筋骨肌肉不相荣，经脉败漏，熏于五脏，脏伤故死矣……黄帝曰：夫子言痈疽，何以别之？岐伯曰：荣卫稽留于经脉之中，则血泣而不行，不行则卫气从之而不通，壅遏而不得行，故热。大热不止，热胜，则肉腐，肉腐则为脓，然不能陷骨髓，不为枯，五脏不为伤，故命曰痈。黄帝曰：何谓疽。岐伯曰：热气淳盛，下陷肌肤，筋髓枯，内连五脏，血气竭，当其痈下，筋骨良肉皆无余，故命曰疽。疽者，上之皮夭以坚，上如牛领之皮，痈者其皮上薄以泽，此其候也。"在古代，痈疽多被认为因火热所作，故多用凉药，窦材认为乃因肾虚而作，治验"痈疽"中言："盖痈者，壅也。血气壅滞，故大而高起，属阳易治。若真气虚甚，则毒邪内攻，附贴筋骨，则成疽。盖疽者，阻也。邪气深而内烂，阻人筋骨，属阴难治。"且治疗阴疽名方——阳和汤，也是温肾阳，益精血的方剂。

鬼邪着人即邪祟，关于鬼邪着人见于《素问·刺法论》："黄帝问曰：人虚即神游失守位，使鬼神外干，是致夭亡，何以全真？愿闻刺法。岐伯稽首再拜曰：昭乎哉问！谓神移失守，虽在其体，然不致死，或有邪干，故令夭寿。只如厥阴失守，天以虚，人气肝虚，感天重虚。即魂游于上，邪干，厥大气，身温犹可刺之，制其足少阳之所过，次刺肝之俞。人病心虚，又遇群相二火司天失守，感而三虚，遇火不及，黑尸鬼犯之，令人暴亡，可刺手少阳之所过，复刺心俞。人脾病，又遇太阴司天失守，感而三虚，又遇土不及，青尸鬼邪，犯之于人，令人暴亡，可刺足阳明之所过，复刺脾之俞。

人肺病，遇阳明司天失守，感而三虚，又遇金不及，有赤尸鬼犯人，令人暴亡，可刺手阳明之所过，复刺肺俞。人肾病，又遇太阳司天失守，感而三虚，又遇水运不及之年，有黄尸鬼，干犯人正气，吸人神魂，致暴亡，可刺足太阳之所过，复刺肾俞。"《素问·本病论》："黄帝曰：人气不足，天气如虚，人神失守，神光不聚，邪鬼干人，致有夭亡，可得闻乎？岐伯曰：人之五脏，一脏不足，又会天虚，感邪之至也。人忧愁思虑即伤心，又或遇少阴司天，天数不及，太阴作接间至，即谓天虚也，此即人气天气同虚也。又遇惊而夺精，汗出于心，因而三虚，神明失守。心为君主之官，神明出焉，神失守位，即神游上丹田，在帝太一帝群泥丸宫一下。神既失守，神光不聚，却遇火不及之岁，有黑尸鬼见之，令人暴亡。"故为阳虚证，可见窦材所言不虚。其治法言"大补元气，加以育神"，故邪祟之病，窦材常用关元、巨阙治疗，关元大补元气，巨阙补育心神。

关于眼生内障一症，见于《素问·至真要大论》王冰注曰："壮水之主以制阳光，益火之源以消阴翳。"《灵枢·决气》："气脱者，目不明。"可见眼翳多为阳虚气脱之证，窦材所言不虚。窦材言脾肾两虚，可见其受到五脏辨证的影响，笔者认为受到了张元素与钱乙的影响，前文"当明经络"言："既讲明其经络，然后用药径达其处，方能奏效。"这是张元素首创，且其完善了脏腑辨证，治验"斑疹"中言："小儿斑疹，世皆根据钱氏法治之，此不必赘。"钱乙对五脏辨证十分推崇，可见窦氏应受到了影响。

文末最后言"后人分立十三科妄名，是以识见小者，专习一科，成一偏之见"，十三科指太医院分设十三科，起自元代，包括大方脉科、杂医科、小方脉科、风科、产科、眼科、口齿科、咽喉科、正骨科、金疮肿科、针灸科、祝由科、禁科。窦材所言值得每一位中医人思考，现代医学体系分科更为细致，但理法实为一也。

# 忌用转下

《内经》并无转下之说，止言发散，又止言辛甘发散为阳。辛温之药达表则自然汗散，攻里则自然开通。（据先生之论谓辛甘发散为阳，故表邪解而里自和，非辛甘能攻里也，后人当活看。）非若寒苦之药，动人脏腑，泄人元气也。夫巴豆、硝黄之类能直穿脏腑，非大积大聚，元气壮实者，不敢轻用。今之庸医不问虚实，动辄便行转下，以泄六腑各气，转生他证。重则脾胃渐衰，不进饮食，肌肉消瘦而死。又俗云：春行夏补，至秋时须服通行药数剂，以泄夏月积热，此语甚讹。（俗医惯将此数语印人耳目，夫《内经》四时调养生长收藏之道，与春夏养阳，秋冬养阴之法，何等圆活，而愚人执守一说，不肯精求《灵》《素》，良可慨也！）

夫热在内，自然从五脏六腑及大小便中泄出。若以凉药泄热，吾恐热气未去一分，而元气已衰九分。尝观服转药一剂，则有五七日饮食脾胃不能复旧。况乎三焦暖热方能腐熟水谷，若一刻无火则肌肤冰冷，阳气脱尽而死矣。故《内经》止有沉寒痼冷之论，未有积热纯阳之说。纵然积热为病，一服转下便可解救。若阴寒为病，则四肢逆冷，死在须臾。古人立法，若狂言妄语，逾垣上屋诸大热证，亦要论其大便如何。数日不出者，有燥屎也，方下之，若大便如常，即不可下。（狂言妄语，逾垣上屋，自是热证，然有一种面青脉急，或面黑脉微，手足厥冷者，又属阴证。此系无附之阳，必死之证，若治之早或有生者。）

今人于并无以上热证，而亦概用寒凉转下，必欲尽去其热，吾不知将以何为生气。夫人身无热则阳气尽矣。此河间、丹溪遗讹后世，业医者不可以不察此弊也。

【按】本文名曰"忌用转下"，实为慎用转下，言不可妄用转下之法。其主要思想为如非身体壮实者、胃肠大实者，即阳明腑实证者，不可妄用转下之法，否则动人脏腑，泄人元气。文末言河间、丹溪应为后人衍文，窦材应在两者之前。


# 禁戒寒凉


夫四百八病，大约热者居多，寒者最少。无怪乎河间论火，丹溪之补阴也。但泥二子之书而不考究《内经》，堕于偏颇，害人特甚。盖热病属阳，阳邪易散易治，不死。冷病属阴，阴邪易伏，故令人不觉，久则变为虚寒，侵蚀脏腑而死。（初起不觉之证，最能害人，往往轻忽之，而一变致死者不少。）

况人身之火多亦是当然，天之六气，火居其二。今之庸医执壮火食气之说，（《内经》壮火食气之说，犹炎暑盛而人气乏相火炽而真元伤，非凉药之治，亦非热药之谓，马元台不察此理，妄为注释，遗讹后学不浅。) 溺于滋阴苦寒之剂, 殊不知邪之中人, 元气盛则能当之, 乃以凉药冰脱, 反泄元气, 是助贼害主也。夫凉药不知害了多少人。若元气稍虚者, 无不被凉药冰败而死, 脾胃有伤, 焉望其生。如人饮热汤及炙煿之物, 从龆至耄, 断无损人之理。《内经》言膏粱之变, 止发痈疽, 况膏粱发疽者, 百无一二。故知热之养人, 时刻不可缺也。若以冷水饮人, 不须三日, 即为腹疼泄泻, 脾虚胃败矣。故燧人立法, 食必用火, 万代苍生得以活命。俗医大用凉剂, 譬于饮人冷水, 阴害黎民, 良可慨也。不见当今医家, 祸及子孙甚至灭门绝后, 皆学术不精之报也。(医者观此切须猛省, 误用凉药之害真实不爽, 予见近代时医专用温平者, 或延一息, 终见陵替。专以寒凉攻伐, 夭札人命者, 诚未见其有后也。)

【按】笔者认为此处四百八病疑为四百四病之误, 该种说辞应见于佛经,《佛医经》云: "人身中本有四病: 一者地, 二者水, 三者火, 四者风。风增气起, 火增热起, 水增寒起, 土增力盛。本从是四病, 起四百四病。"《摩诃僧祇律》卷十叙述医治此四百四病之法, 云: "病者有四百四病: 风病有百一, 火病有百一, 水病有百一, 杂病有百一。若风病者, 当用油脂治; 热病者当用酥治; 水病者, 当用蜜治; 杂病者, 当尽用上三种药治。"《智度论》六十五曰: "四百四病者, 四大为身, 常相侵害。一一大中百一为起, 冷病有二百二, 水风起故。热病有二百二, 地火起故。"元代讲史话本《三国志平话》上卷也用了该词: "学究用手揭起匣盖, 只有文书一卷, 取出看罢, 即是医治四百四病之书。"可知四百四病泛指全身疾病, 至于此处四百八病古代常用于马病,《重编校正元亨疗马牛驼经全集》："东溪间于曲川曰：余闻人有四百四病，马有四百八病者何也？曲川答曰：马多四病者，四般毛病也。东溪曰：何为毛病？曲川曰：口中衔铁，一病也；背上搭鞍，二病也；两边垂镫，三病也；令人乘骑，四病也。此四者，天生之患也，非针非药而祛之，驽骏不能而免也。有歌于后：四百四病出经书，八病从来总是虚，四般毛病依经说，除他驽骏岂无虞。"

后又言河间、丹溪同上文应为衍文，重在说明阳病易治，阴病难治，当时庸医不明元气重要性，不知"正气存内，邪不可干"，要辨证论治，不可一味转下寒凉，以伤正气、脾胃，不能顾此失彼，伤敌一千，自损八百。要时刻注意固护脾肾，固护正气。

# 要知缓急

夫病有浅深，治有缓急。（体认病情，而用药缓急合当，乃医家第一要着。）若急病而用缓药，是养杀人也。缓病而用急药，是逼杀人也。庸医遇病，不能必其何名，亦不能必其当用何药，概以温平试之。若缓病尚可，设遇大病则为误不小，故名养杀人。若缓病投以急药，是欲速其效，殊不知攻急则变生，所谓逼杀人也。（二者之误，今世医家比比，胆怯者蹈养杀之弊，心粗者逞逼杀之害。医本生人，乃为杀薮，悲哉！）

余观京师名医吕实者，亦熟此法，但不早用，惟先用温平药调治，及至危笃，方议灼艾丹附等事，多不效，乃曰：此天命也。殊不知救挽已迟，脏气败绝，虽灵丹妙药，无能为矣。余亲见彼治一伤寒第五日，昏睡谵语，六脉洪大，以为胃中有热，以承气下之，四更即死矣。六脉之大，非洪也，乃阳气将脱，故见此耳。治以下药，更虚其阴，则阳无所附而死速矣。若先于脐下灸三百壮，固住脾肾之气；内服保元丹、敛阳丹，饮姜附汤，过三日，自然汗出而愈。余治一伤寒，亦昏睡妄语，六脉弦大。余曰脉大而昏睡，定非实热，乃脉随气奔也，强为之治。（先生真仁人也，强治之心，余颇有之，第以人不我信，且又碍于言讷而不肯为，究非真行仁术之人，常以此自愧。）用烈火灸关元穴，初灸病患觉痛，至七十壮遂昏睡不疼，灸至三鼓，病患开眼，思饮食，令服姜附汤。至三日后，方得元气来复，大汗而解。（今时姑息成风，灸法难行，余尝叹曰：人参虽救命之品，姜附尤有回阳之功，无如世人不识，俗医痛扫，良可慨也。）余思前证，少阴病也。发昏谵语，全似阳证，若时投以承气，岂得不死。故耳聋不呻吟，身生赤黑靥，而十指冷至脚面，身重如山，口多痰唾，时发躁热者，皆少阴证也。仲景以耳聋系之少阳，谵语归之阳明，用柴胡承气辈误人不少。夫但知少阳脉循胁络耳，却不思耳窍属肾，以耳聋归少阳，此仲景所未到之处也。（耳聋仲景作宗气虚论，未尝归少阳。至于谵语，论中言神气虚者多，若阳明证中不过数条而已，先生故加贬驳，未免有意索瘢。）

【按】此处强调治病要明标本缓急，不可犯急病而用缓药，缓病而用急药之误。要做到这一点需要精湛的医术。后面所言案例，可知窦材辨证之精准，并非所有疾病均用艾灸、丹药，伤寒一证，书中未见太阳、阳明等证乱用灸法，其多用于少阴、太阴证。最后言张仲景所未到之处，按照经脉辨证而言，并无错误，且窦材开篇即言当明经络，但是此处强调的意思是经络脏腑不可偏废，不可方药重脏腑轻经络，针灸重经络轻脏腑。要根据患者具体情况，选择合适的辨证方法。

# 五等虚实

凡看病要审元气虚实，实者不药自愈，虚者即当服药，灸关元穴以固性命。若以温平药，亦难取效，淹延时日，渐成大病。（温平之药，近世所尚，旁人称其稳当，医士习于两歧，及至变成大病，惶急错投，误而又误。总由识见不真，遂尔因循贻害。）

虚病多般，大略分为五种，有平气、微虚、甚虚、将脱、已脱之别。平气者，邪气与元气相等，正可敌邪，只以温平药调理，缓缓而愈，如补中益气、小柴胡、八物汤是也。微虚者，邪气旺，正气不能敌之，须服辛温散邪之药，当补助元气，使邪气易伏，宜荜澄茄散、全真丹、来复丹、理中丸、姜附汤之类是也。甚虚者，元气大衰则成大病，须用辛热之药，浓味之剂，大助元阳，不暇攻病也。《经》云：形不足者，温之以气，精不足者，补之以味，即官桂、附子、鹿茸、河车之类是也。将脱者，元气将脱也，尚有丝毫元气未尽，唯六脉尚有些小胃气，命若悬丝，生死立待，此际非寻常药饵所能救，须灸气海、丹田、关元各三百壮，固其脾肾。夫脾为五脏之母，肾为一身之根。故伤寒必诊太溪、冲阳，二脉者，即脾肾根本之脉也。此脉若存则人不死，故尚可灸，内服保元丹、独骸大丹、保命延寿丹，或可保其性命。（单顾脾肾，乃先生学力大有根柢之论，盖肾为先天之原，脾为后天之本，资生资始，莫不由兹，故病虽甚而二脉中有一脉未散，扶之尚可延生。）若已脱则真气已离，脉无胃气，虽灸千壮，亦无用矣。（此五种证当于平时细心探讨，自然随机应变不致差讹。近世之医多尚寒凉，专行克伐，致使平气变虚，虚证变脱，及至三焦失运，神气改常，出入道乖，升降机息，而犹执邪气未尽，火热未除之说，朝凉暮削，不死不休，良可悲痛！）

【按】从该文我们可以看出窦材重元气的思想，"正气存内，邪不可干"，故实者不药自愈。此处重点讨论了虚证分五种，艾灸用于将脱之症，可见窦材重在强调艾灸可治急重症，并非诸病皆灸，无偏不成家，成家必不偏，其著《扁鹊心书》的目的一览无余。

窦材学术思想形成背景及学术成就

窦材，南宋时期河北省正定县人，生卒年份尚无法精确考证，曾任开州巡检及武翼郎，曾与关中老医学医三年，授之以"岐黄正派之术"。窦材尤善灸法，绍兴十六年辑成《扁鹊心书》三卷，附神方一卷，目前所见《扁鹊心书》多为清代胡念庵参论，王琦刊刻的版本。笔者最近研读《扁鹊心书》略有所得，故笔之与同道公参。

# 窦材学术思想形成背景

## 1. 针砭时弊

任何一名医家的成长和医学成就都和他所处的社会历史环境密切相关，例如由于当时《太平惠民和剂局方》多用温燥药物，故金元四大家之一的刘完素从火热立论，成为"寒凉派"代表人物。窦材也不例外，在《扁鹊心书》中多有提及，《扁鹊心书·禁戒寒凉》："俗医大用凉剂，譬于饮人冷水，阴害黎民，良可慨也。"《扁鹊心书·时医三错》："今则附入外科，庸医不知，反用败毒凉药，致元气虚惫而死者，多矣。"《扁鹊心书·暑月脾燥病》："凡夏日阴气在腹，又暑能伤人元气，更兼冰水冷物损其脾胃，皆不中证也，《局方》俱用香薷饮、白虎、益元、黄连解毒等剂，重伤元气，轻则变痢疾、霍乱、泄泻等症，重则成虚劳、中满、注泻等证。"《扁鹊心书·五等虚实》："若以温平药，亦难取效，淹延时日，渐成大病。"《扁鹊心书·要知缓急》："庸医遇病，不能必其何名，亦不能必其当用何药，概以温平试之。若缓病尚可,设遇大病则为误不小,故名养杀人。"可见当时医生用药多投以苦寒,或温平以求自保,故窦材多用灸法、丹药、附子以治疗由于误投药物所导致的疾病。

### 2. 承袭道家

宋代本身就是一个崇道的历史时期,在宋代,道教与医学共同繁荣,也发生了深度互动,不仅道教医学得以发展,传统医学也打上了明显的道教印迹。《扁鹊心书·须识扶阳》言:"道家以消尽阴翳,炼就纯阳,方得转凡成圣,霞举飞升。故云:阳精若壮千年寿,阴气如强必毙伤。"可见窦材亦受道家影响。另外,窦材在临床中十分重视丹药,在附卷《神方》中就载有20种丹药,而这些丹药多含硫黄、雄黄、辰砂、硝石等药物,这些都与道家思想有密切关系。《扁鹊心书·斑疹》:"小儿斑疹,世皆依钱氏法治之,此不必赘。"可见窦材还受到钱乙脏腑思想的影响,而脏腑辨证学说又与道教有着密切关系。窦氏善用关元穴,此为道家丹田所在,丹田为先天之气汇聚之处。可见窦材深受道家思想影响。

# 窦材学术成就

### 1. 深谙岐黄之道

(1)重视阳气

窦材重视灸法即其重视扶阳的思想还有一原因,那就是承自

《内经》，《素问·生气通天论》："凡阴阳之要，阳密乃固……故阳强不能密，阴气乃绝，阴平阳秘，精神乃治，阴阳离决，精气乃绝。"由此我们不难看出阴阳之中更偏重于阳。"重阳"的理念在古典针灸学中留下了深深的烙印。其中所说的"阴平阳秘"并非阴阳平衡，今人多有论述。阳气与寿夭的关系在《黄帝内经》中也多有提及，如《素问·生气通天论》："阳气者若天与日，失其所则折寿而不彰，故天运当以日光明。"《素问·五常政大论》："阳精所降其人夭。"故窦材在《扁鹊心书·须识扶阳》中言："阳精若壮千年寿，阴气如强必毙伤。"又云"阴气未消终是死，阳精若在必长生。"另外，窦材深明血气对人体的重要性，明白血气属性，《素问·调经论》："血气者，喜温而恶寒。"正是由于血气有此特性，故在所有邪气中，更加重视风寒之邪，窦材也继承了这一点，《扁鹊心书·伤寒四经见证》："太阳主皮毛，故寒邪先客此经；阳明主胃，凡形寒饮冷则伤之；太阴主脾，凡饮食失节，过食寒物则伤之；少阴主肾，寒水喜归本经也。"这也可能是窦材多用灸法、丹药的原因之一。

（2）辨证论治

窦材在临床中十分注重辨证论治，并非一味温补扶阳，其治疗多种不同病症，若病机或病位同，则选穴同，同一病症，病机不同，则选穴不同。例如在《扁鹊心书·喉痹》治验中记载 3 个验案，分别用了不同的穴位及方法：痰气上攻，咽喉闭塞者灸天突五十壮；喉痹伴有四肢逆冷、六脉沉细者灸关元二百壮；喉痹庸医误投凉药导致咽中更肿者，用尖刀刺肿处出血。窦氏还认为轻者药解，重者宜灸，窦氏认为"大病宜灸"，认为"今人不能治大病，良由不知针艾故也"；认为用灸治病时机宜早，"若灸迟，真气已脱，虽灸亦无用矣；若能早灸，自然阳气不绝，性命坚牢。""若已脱则真气已离，脉无胃气，虽灸千壮，亦无用矣。"窦材在其医案中多次强调药物不治之大病，唯灸法可行。根据笔者统计，在所有艾灸医案中，艾灸壮数最少10壮，最多500壮，其差距也是巨大的。且在窦材62个治验医案中，56个治验医案均属阴证，故多用温补法治疗，在现在看来并无不妥之处。2个医案为热证，可代表窦材认为"热证可灸"的论点。可见窦材并非只应用温补扶阳，而是根据不同情况选择不同刺灸法及穴位。

（3）重视脉诊

《黄帝内经》对脉诊的重视不容分说，《灵枢·九针十二原》言："凡将用针，必先诊脉。"窦材继承了《灵》《素》对脉诊的重视及应用，在《扁鹊心书》中处处可见脉诊的应用。《扁鹊心书·死脉见》专篇论脉，在其卷中、卷下诸多病症专篇中几乎均有描述脉象者。

（4）重视经络

窦材十分重视经络学说，《灵枢·经脉》明言："经脉者，所以能决死生，处百病，调虚实，不可不通。"窦材继承了《内经》思想，窦氏认为"百病十二经脉可定死生"。在《扁鹊心书》首篇即为"当明经络"，开篇即言："学医不知经络，开口动手便错。"又云："既讲明其经络，然后用药径达其处，方能奏效。昔人望而知病者，不过熟其经络故也。"可见其认为诊断与治疗均离不开经络学说，足见其对经络学说的重视程度。

## 2. 针灸药并用

窦材可能受孙思邈《备急千金要方·孔穴主对法》"若针而不

灸，灸而不针，皆非良医也。针灸而不药，药而不针灸，亦非良医也"的影响。在其《扁鹊心书》中，经常多种疗法联合应用，《扁鹊心书》全书共载 122 个病症，62 个窦材治验，8 个胡钰治验。62 个窦材治验中，灸法方药联合应用 34 则，单纯应用方药 17 则，应用灸法 8 则，单独应用针法 1 则，针法方药联合应用 1 则，点穴方药联合应用 1 则。胡钰 8 则治验中，单纯应用方药 7 则，灸法方药联合应用 1 则。例如《扁鹊心书·伤寒衄血》："若衄至升斗者，乃真气脱也，针关元入三寸，留二十呼，血立止，再灸关元二百壮，服金液丹。"《扁鹊心书·头晕》："一人头风，发则眩晕呕吐，数日不食。余为针风府，向左耳入三寸，去来留十三呼，病人头内觉麻热，方令吸气出针，服附子半夏汤永不发。"还有单纯应用针刺者，例如《扁鹊心书·头痛》："或患头风兼头晕者，刺风府穴，不得直下针，恐伤大筋，则昏闷。向左耳横纹针下入三四分，留去来二十呼，觉头中热麻是效。"《扁鹊心书·失血》："一人患脑衄，日夜有数升，诸药不效。余为针关元穴，入二寸留二十呼，问病患曰：针下觉热否？曰：热矣。乃令吸气出针，其血立止。"

### 3. 重用命关与关元

关于窦材注重脾肾，重用命关与关元的学术思想，各医家均有论述，不再过分赘述。笔者统计在窦材 62 则治验医案中，应用关元 15 次，命关 7 次，命关、关元同用 4 次，应用俞募穴共 34 次。之所以超过一半的医案均用俞募穴可能与窦材重视脏腑及操作方便有关。值得一提的是命关穴，在《扁鹊心书》中有两种定位方法，笔者认为当以《扁鹊心书·扁鹊灸法》中"命关二穴，在胁下宛中，举臂取之，对中脘向乳三角取之"的定位更加确切，窦氏认为命关"能接脾脏真气，治三十六种脾病，凡病困重，尚有一毫真气，灸此穴二三百壮，能保不死。一切大病属脾者并皆治之"。且其书中所记载应用本穴均取左侧，笔者猜测可能与其长期的临床实践有关，按照《扁鹊灸法》之定位更近于目前解剖之脾脏体表投影部位，脾脏位于左侧，故用左命关穴治疗脾疾。

### 4．注重保健灸法

宋代保健灸法更加受到医学家、养生家的重视与应用，使其进一步得到了充实，并在理论上有所发展。窦材在《扁鹊心书·住世之法》中将灸法列为诸种养生法的首位，他说："保命之法，灼艾第一，丹药第二，附子第三。"在灸法保健养生用穴方面，他提出了关元、气海、命门、中脘等穴。认为人于无病时常灸这些穴位，"虽未得长生，也可保百余年寿矣。"窦材还在理论上阐述了保健灸法的原理，他在《扁鹊心书·须识扶阳》中提出"阳精若壮千年寿，阴气如强必毙伤"的论点，指出了人之所以衰老，是由于元阳逐渐衰竭所致，扶阳是养生的基本原则。常灸关元等穴，则可强壮元阳、延缓衰老、保持长寿。窦材扶阳以肾阳、脾阳为首，然后是其他脏腑之阳。命关与关元一上一下，先天后天兼顾，施以艾灸，温补脾肾，即"灸关元以救肾气，灸命关以顾脾气"。窦氏还提出了关元保健灸应随着年龄的增长逐渐增加施灸的壮数，以延缓机体渐趋衰老进程的观点。《扁鹊心书·住世之法》："人至三十，可三年一灸脐下三百壮；五十，可二年一灸脐下三百壮；六十，可一年一灸脐下三百壮，令人长生不老。"窦氏之所以极力提倡保健灸法并对其有较深刻的认识，是与他从中获益匪浅有关，他在"住世之法"中说："余五十时，常灸关元五百壮……渐至身体轻健，羡进饮食。六十三时，因忧怒，忽见死脉于左手寸部，十九动而一止，乃灸关元、命门各五百壮，五十日后死脉不复见矣。每年常如此灸，遂得老年康健。"

# 小结

窦材作为燕赵大地上的著名医家，其学术思想肯定远不止这些，或者我们所挖掘的还远远不够，对于针灸，仅从具体的知识、技术是难以解释清楚的，需要从历史的角度、思想观念的层面，做深度研究和阐释。单从《扁鹊心书》看窦材思想可能认为其属于温补之流，但是将其放至整个针灸历史长河中，我们就会发现并非如此，就能更加深刻理解"无偏不成家，成家必不偏"的含义，我们需要学习的更多的是其长处或者精妙的理论思想，而不在于过多批判其"偏"的一面。目前研究有关窦材的医学文献仅限于《扁鹊心书》一本，期待更多的文献被发掘整理出来，以对其学术思想有更丰富及清晰的认识。

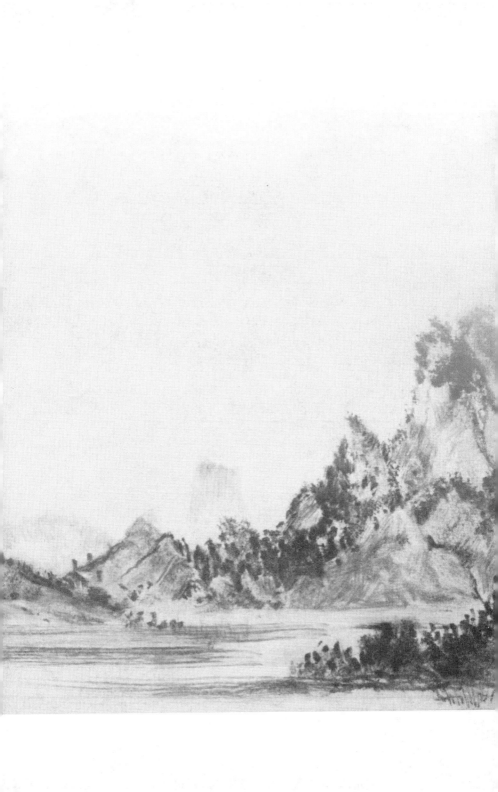

中篇

窦材穴药解

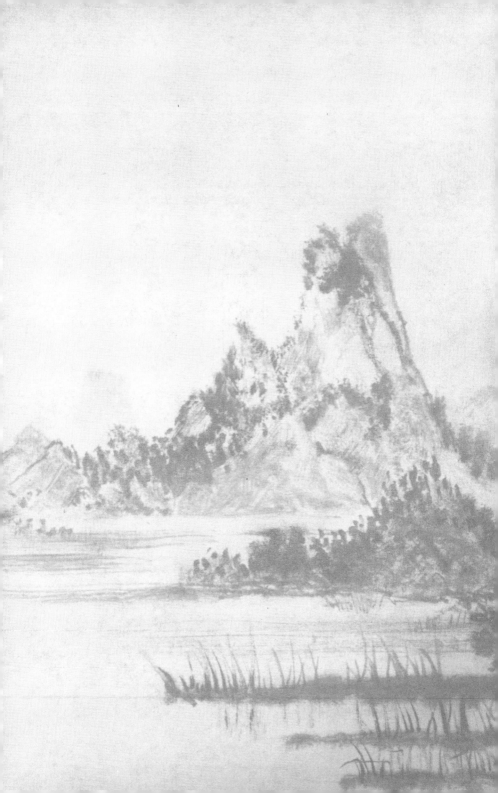

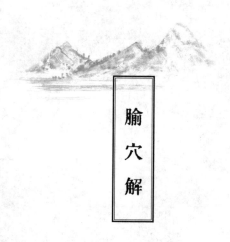

腧穴解

# 巨阙

定位：在脐上五寸五分。（《周身各穴》）

主治：风狂，邪祟，神痴病。

灸量：20～200壮。

【按】巨阙的定位一般定于脐上六寸，《黄帝明堂经》《针灸甲乙经》《千金要方》《太平圣惠方》均为六寸，仅见窦材将其定于脐上五寸五分，可能与腧穴活动性有关，另外，按照神经皮节的实际分布情况，几乎所有的皮肤区域都是由两个或多个神经根支配，所以也就出现了不同的皮节图谱，如《格氏解剖学》《奈特解剖学》《坎贝尔骨科学》中的皮节支配区域均有出入。另有一种可能，取国标巨阙与上脘之间，可以兼顾心与胃部的问题，对此有发挥的当属董氏奇穴，其奇穴常位于正经之间，而兼具两经之功。

窦材在治验病例中用于风狂、邪祟、神痴病三病，窦材认为风狂由于心血不足，又七情六欲损伤包络，或风邪客之而起；邪祟由于元气虚弱，或下元虚惫，忧恐太过，损伤心气，致鬼邪乘虚而入，令人昏迷，与鬼交通而作；神痴病由于天数自然虚衰，或加妄想忧思，或为功名失志，以致心血大耗，可见三者病位均在心。窦材以此穴主治三证均为心神病症，其一巨阙为心之募穴，其二考《黄帝明堂经》心俞主治：主寒热，心痛循循然，与背相引而痛，胸中悒悒不得息，咳唾血，多涎，烦中善噫，食不下，呕逆，汗不出，如症状，目眽眽，泪出悲伤，痎疟，心胀。而《黄帝明堂经》巨阙主治：主心痛不可按，烦心。热病，胸中澹澹，腹满暴痛，恍惚不知人，手清，少腹满，瘕疝，心痛，气满不得息。息贲时唾血。心腹胀满。噫，烦热善呕，膈中不通利。霍乱。狂，妄言，怒恐恶火，善骂詈。狐疝，惊悸少气。胸胁满，瘕疝引脐腹痛，短气烦满，呕吐。两者对比，巨阙多了恍惚不知人、狂、妄言、怒恐恶火、善骂詈等神智病症，可见**巨阙穴性更偏于治疗心神病症**。值得思考的是，《灵枢·经脉》中的胃经是动病：是动则病洒洒振寒，善呻，数欠，颜黑，病至则恶人与火，闻木声则惕然而惊，心欲动，独闭户塞牖而处。甚则欲上高而歌，弃衣而走，贲向腹胀，是为骭厥。也是神志病为主，这也可能是窦材将本穴位于国标巨阙与上脘之间的用意所在。

这里需要说明一点，笔者认为还应包括梦泄一证，但原文作"若人一见女子精即泄者，乃心肾大虚也，服大丹五两，甚者灸巨门五十壮"。《扁鹊心书》全书仅见下卷一处"巨门"，既然本病因心肾气虚而起，故笔者认为此处"巨门"应为"巨阙"之误，以治疗心神。

窦材根据不同的疾病以及病情轻重来把握灸量，一般风狂灸二三十壮，症状稍重可增至五十壮；邪祟损伤心气不重者，灸五十壮，损伤严重者可达二百壮；神痴病乃心血大耗而起，轻者五十壮，重者百壮。

【发挥】贾春生教授临床多用巨阙穴，除了用以调神外，常用以治疗痰饮。用巨阙除痰饮最早见于《窦太师针经》，其言巨阙可治涎盛，又《针经摘英集》载此穴化气除涎大妙，故临床中见痰饮病症，贾春生均用巨阙，遇老年病患嘴角流涎者往往效果立竿见影。

# 中脘

定位：在脐上四寸。(《周身各穴》)

主治：伤寒吐逆，劳复，内伤，霍乱，伤脾发潮热，痞闷，厥证，胃疟，心痛，咳喘病，肾厥，痫证，妇人卒厥，惊风，吐泻。

灸量：30 ～ 500 壮。

【按】窦材常用穴位包括中脘，所治疾患颇多，但均与胃相关，因中脘为胃之募穴也，《素问·阴阳应象大论》言"故善用针者，从阴引阳，从阳引阴"，胃为阳，腹为阴，故以中脘治胃。窦材用中脘治疗伤寒伴有吐逆者，而非单纯伤寒，其言："伤寒……若吐逆而心下痞，灸中脘五十壮。"可见病位在胃。劳复、内伤均因患者气血虚弱或被庸医误治，妄投凉药所致，脾胃为气血化生之源，故以温灸中脘回复气血，调补脾胃；霍乱吐泻导致胃气大损，故灸中脘；伤脾发潮热因饮食失节，损及脾胃，致元气虚脱，又遇俗医用下药，致病危笃，六脉沉细，以中脘促进气血生化，固护脾胃；痞闷病乃因饮食冷物太过，脾胃被伤导致，其病例言"一人慵懒，饮食即卧，致宿食结于中焦，不能饮食，四肢倦怠，令灸中脘五十壮，服分气丸、丁香丸即愈"。故宿食停于胃，以中脘治之。尸厥由忧思惊恐，致胃气虚闭于中焦，不得上升下降，故昏冒强直，病位在胃；胃疟一病值得注意，言"凡人暑月过啖冷物，轻则伤胃，重则伤脾。若初起先寒后热，一日一发，乃胃疟也，易治。或吐，或下，不过十日而愈。扁鹊正法，服四神丹，甚者灸中脘穴三十壮愈"。这说明两个问题，其一，一般疾病由表入里，故脾胃轻症可用中脘少量艾灸（五十壮以下），重症可大量艾灸或艾灸命关穴，命关与中脘相比，**中脘偏于表，偏于胃；命关偏于里，偏于脾**。其二，**窦材认为一般疾病可先服丹药治疗，病甚可用灸法或灸法丹药同用**。心痛一症也可作为佐证，言"若胃口寒甚，全真丹或姜附汤不愈，灸中脘七十壮。若脾心痛发而欲死，六脉尚有者，急灸左命关五十壮而苏，内服来复丹，荜澄茄散"。咳碗病即哮喘，虽病位在肺，轻者可艾灸天突，重者需加灸中脘，可见窦材对经络十分熟悉，因手太阴肺经起于中焦，故窦材开篇即强调"学医不知经络，开口动手便错。盖经络不明，无以识病证之根源，究阴阳之传变……既讲明其经络，然后用药径达其处，方能奏效。"

肾厥一症因有不进饮食等症，且病位在脾肾，故用中脘以治疗脾胃，关元治疗肾；窦材认为痫证病机为胃气闭，故灸中脘即愈。此处所言惊风乃慢惊风也，如风木太过，积热蓄于胃脘之惊风，窦材以碧霞散、知母黄芩汤等凉药治疗；脾虚发搐，或吐泻后发搐之慢惊风才灸中脘穴治疗。可见窦材学术成就虽擅长灸法，但遇热症依然使用清凉之法。

关于中脘的灸量，窦材记载最少为30壮，用于小儿惊风及胃疟，可见一般小儿病及胃之轻症灸量小。《窦材灸法》中脾疟除艾灸命关100壮，仍艾灸中脘100壮，可见胃疟发展至脾疟的过程，病情加深，需酌情加大灸量。《黄帝灸法》中记载急慢惊风灸中脘400

壮，气厥尸厥灸中脘 500 壮，均属大灸量，因病属急重症。

# 神阙

定位：在脐中。（《周身各穴》）

主治：暑月伤食泄泻，肠癖下血，大便不通，滑肠困重，小便不禁。

灸量：100 ～ 300 壮。

**【按】**窦材以神阙所治之症均偏于肠。但"暑月伤食泄泻"中提到，伤大肠服金液丹、霹雳汤，三日而愈。不愈则成脾泄，急灸神阙百壮。可见伤大肠重则成脾泄。肠癖下血病机为冷积于大肠之间，致血不流通，随大便而出，这点很重要，第一有冷积，有寒故用灸，第二病位在肠，故灸神阙。后三者均出自《窦材灸法》，其言"虚劳人及老人与病后大便不通，难服利药，灸神阙一百壮自通。老人滑肠困重，乃阳气虚脱，小便不禁，灸神阙三百壮"。可见大便不通为虚劳或老人得之才可艾灸神阙；滑肠困重，小便不禁之病机为阳气虚脱，故用灸法补阳补虚，病位在肠，故艾灸神阙。

神阙穴灸量在 100 ～ 300 壮，其中暑月伤食泄泻、大便不通艾灸 100 壮，其他均艾灸 300 壮。病情较轻灸量小，病情重灸量大。值得注意的是暑月伤食泄泻、大便不通多属老人疾患，有大便不通及滑肠困重两端，但大便不通艾灸 100 壮，滑肠困重艾灸 300 壮，究其原因，一与穴位的良性双重调节有关，例如足三里既可促进胃肠蠕动，亦可抑制胃肠活动；内关既可加快心率亦可减缓心率；二与灸量刺激有关，灸量较小，可以引起腹壁的兴奋，从而调节腹压，促进胃肠蠕动，治疗便秘；灸量较大，力量渗透至内部神经，引起交感神经兴奋，副交感神经受到抑制，从而抑制胃肠蠕动，起到止泻的作用。

**【发挥】**

贾春生教授多年致力于灸法的研究，对神阙穴十分重视，将神阙穴作为保健要穴与治疗要穴。从中医理论上讲，神阙与经脉、脏腑均有关系，详见高树中《中医脐疗大全》，此不赘述。从全息上而言，脐部可以反映人体的躯干及脏腑，齐永创造了脐针疗法。从解剖上而言，肚脐上有肝圆韧带，下方有脐正中韧带、脐内侧韧带、脐外侧韧带，其由原来的脐静脉、脐尿管、脐动脉、腹壁下动脉转变而来，与肝脏、膀胱、下腔静脉、髂动脉相关；从胚胎学角度看，脐部又由卵黄囊、尿囊与体蒂形成。贾春生教授认为脐针可以指向性刺激相应部位，但是更方便的办法是直接在脐部艾灸，可以通调

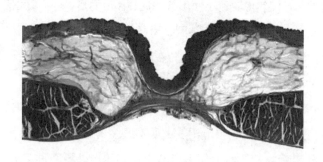

百病，并可适当配合药物，例如隔姜灸肚脐更偏向于治疗胃部疾患，隔盐灸肚脐更偏向治疗肾部疾患等。《类经图翼》：在神阙穴行隔盐灸"若灸至三五百壮，不惟愈疾，亦切延年"。古代尚有炼脐法、温脐种子灸法等脐部灸法，《医宗金鉴》明确提出神阙主治百病，贾春生教授并结合现代科学技术自制神阙灸具。

另外，重庆立新七针的陈立新老师研制出一种新型的神阙灸法，名曰气交灸，名字来源于《素问·六微旨大论》："天枢之上，天气主之。天枢之下，地气主之。气交之分，人气从之。天气下降，气流于地。地气上升，气腾于天。""言天者求之本，言地者求之位，言人者求之气交。"天是什么？是人体的本，也就是五脏五气五情。地是什么？是人的四肢和头颅脊柱，以及皮、肉、筋、骨、脉五体，也就是五行五方。人在哪里？在天地之间，气交之处。在自然社会里，国家的规律都是中央管地方，地方支持中央。在人体来讲，腹部为中央。人体也一样，中土灌四傍，四肢立脏腑。一个国家，靠法制解决不了的问题，就要靠经济来解决。人体的问题，如果血气阴阳皆虚，就不太适合针刺，比较适宜用艾灸蓄养。蓄养全身能量的最佳地点，自然就是中土这里了。肚脐这个地方，既是气交所在，又是中央的代表，所以在这里进行气交灸是最合适的。陈立新认为人的生命全靠血气在支撑，古人把血称为营，意思是循行和濡养，把气称为卫，意思是功能和防护。人体的营血遵循着阴升阳降的规律，人体的卫气遵循着左升右降的规律，营卫的和合状况，决定着人的生死。人体其实就类似地球，体内温度高，四肢温度低，内部脏腑所产生的血气支持着四肢，四肢营卫血气的和合，反过来也调控着脏腑。其核心理论为卫气为核心，灸阴以扶阳。气交灸具看似至简，实则也大有讲究，和于术数跟随意而为的东西相比，效果大不一样。气交灸的灸碗、造型借鉴了一位民间老人家传灸术所用的清代陶瓷灸碗，尺寸参照九宫之数设计，碗口内径取 5 数，外径 5.5cm，寓意中土，亦暗喻肌肉。碗足外径及碗高皆为 3cm，寓意木，亦暗喻筋及筋膜。腕足内径和碗足以下灸碗净高度皆为 2.4cm，寓意金与火，亦暗喻气与血。装艾壮的腕足高 0.6cm，寓意肾水，亦暗喻髓骨。具体气交灸法机理及操作可参看"重庆立新七针"微信公众号。

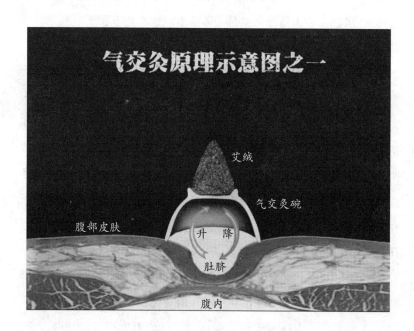

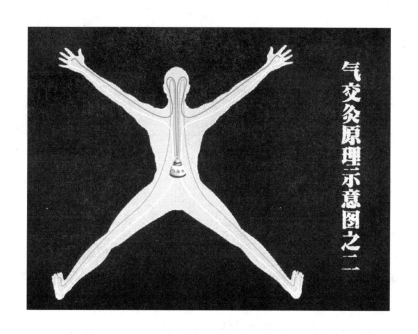

气交灸原理示意图之二

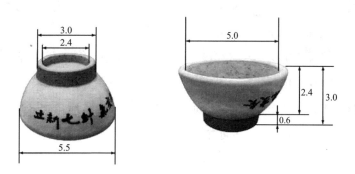

立新七灸灸具图（气交灸）

# 阴交

定位：在脐下一寸。(《周身各穴》)

主治：斑疹。

灸量：50 壮。

【按】在窦材治验中，仅斑疹处明确提出应用阴交穴治疗。原文云："小儿斑疹，世皆根据钱氏法治之，此不必赘。但黑泡斑及缩陷等证，古今治之，未得其法，以为火而用凉药治者，十无一生。盖此乃污血逆于皮肤，凝滞不行，久则攻心而死……于脐下一寸，灸五十壮，则十分无事。"考《黄帝明堂经》阴交穴："主水胀，水气行皮中。阴疝引睾。惊不得眠，善痛（亦说善龄），水气上下，五脏游气。女子手脚拘挛，腹满，疝，月水不下，乳余疾，绝子，阴痒。贲肫气上，腹膜坚痛引阴中，不得小便，两丸蹇。"《黄帝明堂经》较为明确说明阴交主水气在皮中，窦材所言之黑泡斑及缩陷等证病机为污血逆于皮肤，凝滞不行。水与血的关系在《金匮要略·水气病脉证并治》中有精辟论述："血不利则为水。"可见**病在血与水在皮者，且断为虚寒证者，方可艾灸阴交穴**。

# 气海

定位：在脐下一寸五分。(《周身各穴》)

主治：消渴，疝气。

灸量：300 壮。

【按】在窦材相关治验中对气海治疗消渴病有详细记载，对疝气的治疗较为简略。对于疝气而言属于局部选穴，在《黄帝明堂经》中早有记载："主少腹疝气游行五脏，腹中切痛，卧善惊。"窦材认为疝气病机为肾气虚寒，凝积下焦，其后言"灸气海穴自愈"，未明言壮数，从语言中也可看出此病属于较轻病症。窦材认为消渴一病由心肺气虚，多食生冷，冰脱肺气，或色欲过度，重伤于肾，致津不得上荣而成消渴。可见其定位在肺肾，《窦材灸法》更加细致地明言治疗上消病症，病机为伤肺肾之气，可见**气海所治病位偏于肺肾，其功用为补气**。多灸可使口生津液，以治上消之口渴。盖肺为水之上源，上消之症艾灸气海可肺肾同补，法简而效宏。

【发挥】贾春生教授用气海治疗一切气虚之症，尤其男子，其理论来源于《铜人腧穴针灸图经》："气海者，是男子生气之海也，治脏虚惫，真气不足，一切气疾久不瘥，悉皆灸之。"也可作为养生保健艾灸的穴位。

# 石门

定位：在脐下二寸三分，女人忌灸，即胞门子户。(《周身各穴》)

主治：邪祟，血崩，脐中及下部出脓水，产后虚劳。

灸量：200壮～300壮。

【按】窦材将此穴定在脐下二寸三分而非脐下二寸，可能与其认为此处为丹田所在有关，石门，一名利机，一名精露，一名丹田，一名命门。以上四个别名中"丹田"之名多见于宋以前针灸腧穴及治疗文献中。窦材在《五等虚实》中载："将脱者，元气将脱也，尚有丝毫元气未尽，唯六脉尚有些小胃气，命若悬丝，生死立待，此际非寻常药饵所能救，须灸气海，丹田，关元各三百壮，固其脾肾。"按照从上到下的顺序，丹田应指石门穴。《千金翼方·妇人第二》："石门穴在气海下一寸。"《太平圣惠方》卷一百在大都穴下有："凡妇人怀孕，不论月数及生产后未满百日，不宜灸之。若绝子，灸脐下二寸三寸间动脉中三壮。"《类经图翼》卷八："一传欲绝产，灸脐下二寸三分，阴动脉中三壮。"又《太平圣惠方·明堂》两处之所以说"脐下二寸三寸间动脉中"，主要是因为丹田穴的定位有"脐下二寸"和"脐下三寸"两说，此为调和二说。在脐下寸间，特别是瘦人在仰卧位时，可触及腹主动脉的搏动，故曰"动脉中"。关于石门穴女人忌灸一说，应为衍文，因窦材以石门所治四证均与妇人相关。古谓不育之女曰"石女"，刺灸致不育之穴曰"石门"。《黄帝明堂经》曰"女子禁不可灸"，孙思邈又云"针关元主妇人无子。针石门则终身绝嗣"，后世针灸书则曰"女子禁不可刺灸，令人绝子"。然而，《黄帝明堂经》载本穴主治病即有"绝子"一症，后世也有类似的应用，可能只是从穴名本身推测，而非来自临床实践的经验。故本穴对于女性生殖的影响，还需经临床严格、系统的观察。后面说"石门即胞门子户"，在窦材治验中，用胞门子户一处，见于带下病症，但是原文言"甚者灸胞门、子户穴各三十壮"，似胞门、子户为两穴，石门仅一穴，考《黄帝明堂经》《千金要方》《千金翼方》《外台秘要》《太平圣惠方》《铜人腧穴针灸图经》均无石门治疗带下的记载。那么胞门、气户在哪里？考《黄帝明堂经》："气穴，一名胞门，一名子户。"说明胞门、子户为一穴，按照用语习惯，直接说胞门各三十壮或子户各三十壮即可，何必言两个穴名，更何况气穴距离关元0.5寸，按照窦材艾炷广三分的长度，与艾灸关元何异？故胞门、子户指的不是气穴。考《千金翼方》卷二十六："胞门，在关元左边二寸是也，右边二寸名子户。"故胞门、子户应指此。故笔者在石门穴主治下不收录带下主治。

关于**石门主治均属妇科病症**，其邪祟虽为心神病症，以巨阙为主，但其治验中有一妇科病症："一贵人妻为鬼所着，百法不效。有一法师书天医符奏玉帝亦不效。余令服睡圣散三钱，灸巨阙穴五十壮，又灸石门穴三百壮，至二百壮，病患开眼如故，服姜附汤、镇心丹五日而愈。"血崩一症，窦材认为其病因病机为因房事太过，或生育太多，或暴怒内损真气，致任脉崩损，若势来太多，其人作晕，急灸石门穴，其血立止。脐中及下部出脓水由真气虚脱，冲任之血不行，化为脓水，或从脐中，或从阴中淋沥而下，故亦可艾灸石门。窦氏认为产后虚劳因生产出血过多，或早于房事，或早作劳动，致损真气，乃成虚劳，脉弦而紧，咳嗽发热，四肢常冷，或咯血吐血，灸石门穴三百壮。对于病机而言产后虚劳，真气受损，自然属虚证，值得注意的是脉象——脉弦而紧，《灵枢·禁服》："大数曰：盛则徒泻之，虚则徒补之，紧则灸刺且饮药，陷下则徒灸之，不盛不虚，以经取之。"可见窦材深谙《内经》之道。故石门穴主治妇科病症之虚证。

其灸量为200～300壮，灸量较大，因上述妇科病症均属急重症，故灸量较大，如病情不严重者，可减少灸量。

# 关元

定位：在脐下三寸。(《周身各穴》)

主治：伤寒，太阴证，少阴见证，伤寒谵语，伤寒衄血，汗后发噫，阴毒，肺伤寒，喉痹，虚劳，中风，破伤风，鼓胀，休息痢，内伤，霍乱，伤脾发潮热，消渴，着恼病，气脱，死脉见，腰痛，中风人气虚中满，老人两胁痛，邪祟，神痴病，脚气，足痿病，尿血，淋证，阴茎出脓，肠痔，咳嗽，失血，肾厥，脾劳，肾劳，梦泄，骨缩病，手颤病，老人口干气喘，吐泻，牙疳，男妇水肿，阴疽骨蚀，老人二便不禁，老人气喘，暑月腹痛，妇人脐下或下部出脓水，妇人半产，妇人产后腹胀水肿，妇人产后热不退，腿髀间发赤肿，两眼昏黑。

操作：艾灸 30～500 壮或针刺 2～3 寸。

【按】《扁鹊心书》多用"脐下"代指关元穴，笔者认为书中"脐下"所指就是关元穴，"脐下"集中出现在《黄帝灸法》中，前文"住世之法"中先介绍了王超艾灸关元的故事，然后说了艾灸"脐下"的方法，最后说了窦材自己艾灸关元的感受，从行文上讲，前后皆说关元，故中间所说的"脐下"应也指关元；从窦材治验中分析也可看出，虚劳病总论中言"此病由七情六欲，损伤脾肾……其证始则困倦少食，额上时时汗出，或自盗汗，口干咳嗽，四肢常冷，渐至咳吐鲜血，或咯血多痰……先于关元灸二百壮，以固肾气，后服保命延寿丹，或钟乳粉，服三五两，其病减半，一月全安。"后面有一病例："一人额上时时汗出，乃肾气虚也，不治则成痨瘵，先灸脐下百壮，服金液丹而愈。"两者治法对比，"脐下"应指关元；一则治验说明不了问题，那我们再看一个病例——邪祟病，治验中言"一妇人病虚劳，真气将脱，为鬼所着，余用大艾火灸关元，彼难忍痛，乃令服睡圣散三钱，复灸至一百五十壮而醒。又服又灸，至三百壮，鬼邪去，劳病亦瘥。"对比《黄帝灸法》："鬼邪着人，灸巨阙五十壮、脐下三百壮。"可知"脐下"指关元穴；再看一个病例——死脉见，其总论中言"此由少年七情六欲所损，故致晚年真气虚衰……灸关元五百壮"，对比《黄帝灸法》："死脉及恶脉见，急灸脐下五百壮。"包括"中风"一病中治法言："先灸关元五百壮，五日便安。次服保元丹一二斤，以壮元气；再服八仙丹、八风汤则终身不发。若不灸脐下，不服丹药，虽愈不过三五年，再作必死。""脐下"指关元穴无疑，此种证据很多，不再一一列举，可见"脐下"指关元无疑，非指神阙、气海等。

窦材在常用穴位中，最重视关元，"住世之法"言："夫人之真元乃一身之主宰，真气壮则人强，真气虚则人病，真气脱则人死……一年辛苦唯三百，灸取关元功力多，健体轻身无病患，彭篯寿算更如何。"而且关元穴为肝脾肾三经与任脉的交会穴，功用自然强大。关于本穴的主治，总的来说适宜人群多为中老年人，其在《须识扶阳》言："人至晚年阳气衰，故手足不暖，下元虚惫，动作艰难。盖人有一息气在则不死，气者阳所生也，故阳气尽必死。"故中老年人疾病适宜用关元治疗，**主治病症可以分为六类：虚寒病症；肾系病症；脾脏病症或脾肾同病；妇科病症；局部病症；其他病症。**虚寒病症包括伤寒阴证，少阴见证，太阴见证，伤寒谵语，伤寒衄血，伤寒汗后发噫，肺伤寒，中风，邪祟，神痴病，脚气，咳嗽，肾劳，老人气喘。肾系病症包括喉痹，着恼病，足痿病，脑疽发背，骨痿，腰腿骨节作疼，腿䐴间发赤肿，溺血，阴茎出脓，梦泄，肠痔，骨缩病，手颤病，牙疳，阴疽骨蚀，老人二便不禁，淋证。脾脏病症或脾肾同病为鼓胀，休息痢，内伤，霍乱，伤脾发潮热，消渴，气脱，中风人气虚中满，老人两胁痛，失血，肾厥，虚劳，脾劳，老人口干气喘，小儿吐泻，男妇水肿，脾泄注下，两眼昏黑，脾病致黑色痿黄。妇科病症包括妇人脐下或下部出脓水，妇人半产久则成虚劳水肿，妇人产后腹胀水肿。局部病症包括阴毒与暑月腹痛。其他病症为破伤风。具体病症分析详见下篇。虽然关元主治六大病症，**简而言之，关元主要用于治疗肾脏虚寒病症或脾肾同病者。**

关于关元穴的操作有用灸者，有用针者，用灸少则 30 壮治疗暑月腹痛，大部分疾病为 300 壮，急重症则可灸至 500 壮。针法仅用于血症，包括伤寒衄血与失血，《伤寒衄血》："凡鼻衄不过一二盏者，气欲和也，不汗而愈。若衄至升斗者，乃真气脱也，针关元入三寸，留二十呼，血立止；再灸关元二百壮，服金液丹。不然恐成虚劳中满。"《失血》："由真气虚而血妄行，急针关元三寸，留二十呼立止，再灸关元二百壮，服金液丹、草神丹可保。"虽然两则血症均属急症，故用针救急，关于针刺关元所需达到的效应，在"失血"治验中有明确表述："一人患脑衄，日夜有数升，诸药不效。余为针关元穴，入二寸留二十呼，问病患曰：针下觉热否？曰：热矣。乃令吸气出针，其血立止。"可知针刺关元需达到针下热，才能起效。

# 天柱

定位：在一椎下两旁齐肩。(《周身各穴》)

【按】本穴按照定位描述来看，排除定位错误的情况下，应不是足太阳膀胱经之天柱穴，疑为骨名。根据不同句读，可以有两种解释。一种解释是在一椎下，两旁齐肩，这就将穴位定位定于督脉穴大椎穴，《医宗金鉴·正骨心法要旨》："旋台骨，又名玉柱骨，即头后颈骨三节也，一名天柱骨。"《中医大辞典·基础理论分册》："旋台骨，骨名。又名玉柱骨、天柱骨、颈骨、大椎骨，即 4、5、6 颈椎的合称。"由此可知天柱骨在古代指4、5、6颈椎,那窦材将其定于一椎下是何意?日本书籍《校订引经诀》给出了答案:"定大椎法,先探定项骨三椎,当第四椎是第一大椎,大抵与肩相对。"所以此处的一椎指的第一大椎,大抵与肩相对。大椎作为阳经之会,自然有可能成为窦材关注的重点穴位。

另外一种句读为:在一椎下两旁,齐肩。如此脊椎两旁,刚好属于膀胱经。此时天柱骨的含义就有了一定变化,《类经图翼》卷三:"天柱骨,肩骨上际,颈骨之根也。"《医宗金鉴·正骨心法要旨》:"颈骨者,头之茎骨,肩骨上际之骨,俗称天柱骨也。"可见此时天柱骨成为了颈椎的代称,小儿推拿中"天柱骨穴"就是证明,天柱骨最后一节(第7颈椎)也名曰项大椎。《灵枢·背俞》:"胸中大俞,在杼骨之端。"倪冲之注曰:"先言大杼者,乃项后大骨之端,督脉循于脊骨之第一椎也。"《释骨》:"项大椎之下二十一节……第一节曰脊大椎,形如杼,故亦曰杼骨。"《华佗针灸经》:"第一椎名大椎。"《千金翼方》卷二十七:"第一椎名大杼。"可见古代第一胸椎即大椎(骨)或名大杼、杼骨等。第一胸椎下两侧一寸五分处即是大杼穴,大杼穴被《内经》尊为胸中大俞,自然也有可能被窦材关注并应用。需要说明的是《难经·四十五难》曰:"骨会大杼。"此处大杼指的是大杼骨,而非大杼穴,后学不可不知。但是,观看《周身各穴》一篇的行文顺序,此前7穴均属腹部任脉穴,此"天柱"后5穴均为背俞穴,但5个背俞穴后又是腰俞穴,属于督脉穴,且《周身各穴》最后有督脉5个穴位,均是按照从上至下的顺序书写,且任脉穴位于腹部,背俞穴及腰俞穴属于背部,最后的督脉5穴属于头部,《周身各穴》中间涌泉、承山、三里分属不同经脉,但均属下肢穴位，后面中府、食窦、天突也分属不同经脉，属于胸部穴位。所以《周身各穴》应是按照身体部位顺序书写，而不是单纯指经脉，那么无论此处"天柱"指的是"大椎"还是"大杼"均位于背部，且均在背俞穴上方，似乎均有一定可能，可惜的是有关本穴的窦材治验未出现于《扁鹊心书》，无法佐证，故此处不录本穴主治。从作者角度而言，如果严格按照分部来说，此处"天柱"应指"大杼"更为确切，大椎毕竟更偏于项部，而非背部。

# 肺俞

定位：在三椎旁挟脊各相去一寸五分。(《周身各穴》)

主治：久嗽不止，疠风。

灸量：10～100壮。

【按】窦材一般用肺俞治疗肺脏疾患，较之天突主治，则病程较久，病情较重。久嗽不止病位在肺，故艾灸肺俞穴，如咳嗽初起，病位较浅者可艾灸天突，《窦材灸法》："咳嗽病，因形寒饮冷，冰消肺气，灸天突穴五十壮。"深入肺脏则艾灸肺俞。疠风一病，即大麻风，较为难治，窦材认为此证皆因暑月仰卧湿地，或房劳后，入水冒风而中其气。令人两目壅肿，云头斑起，或肉中如针刺，或麻痹不仁，肿则如痛疽，溃烂筋骨而死。若中肺俞、心俞，名曰肺癫易治，若中脾、肝、肾俞。名曰脾肝肾癫难治。《素问·风论》："风气与太阳俱入，行诸脉俞，散于分肉之间，与卫气相干，其道不利，故使肌肉愤䐃而有疡。卫气有所凝而不行，故其肉有不行也。疠者，有营气热府，其气不清，故使鼻柱坏而色败，皮肤疡溃，风寒客于脉而不去，名曰疠风，或名曰寒热。"可见疠风属于湿热疫毒，《素问·水热穴论》："五脏俞旁五，此十者，以泻五脏之热也。"可见五脏俞均可泻热，窦材认为此种热证也可艾灸，百年后的近代针灸大师周楣声也通过亲身实践认为"热证贵灸"，其用艾灸治疗流行性出血热，有效率达97.47%，流行性出血热属于中医"瘟疫""温病"范畴，周楣声认为热证贵灸的"热证"指全身发热症状和疔疖疮疡等所致的局部红肿热痛症状。关于热证可灸的机理，古今均有精辟论述，例如《医学入门》云："虚实寒热均可灸之。"《针灸问对》指出："实者灸之，使实邪随火气而发散也，热者灸之，引郁热之气外发，火就燥之义也。"刘完素认为："疮疡者，火之属，故引邪气出。"《神灸经纶》认为灸法有"引邪外出"，使毒邪随火而散之功，"火能破结化坚，引毒外出，移深就浅。"说明阳热实证用灸可以泻热，同气相求，以热引热。《丹溪心法》云："火以畅达，拔引热毒，此从治之意。"又"大病虚脱，本是阴虚，用艾灸丹田者，所以补阳，阳生则阴长也"。朱丹溪认为热证用灸乃"从治"之意，阴虚证用灸法，就有补阳之功，这是根据阴阳互根规律，运用灸法达到阳生阴长、益气生津的目的。艾灸治疗寒热虚实诸证，其机理归根结底在于艾灸通利经络的作用，这一作用是以艾叶通利经络为前提，借助火力的帮助，以腧穴为施灸点，以经络为途径来实现的。灸法是用一种适宜刺激作用于患病机体的腧穴以激发机体自身的调节功能，调动机体内在因素，而起到疏通经络，通调气血，扶正祛邪，调和阴阳的作用，使失调的功能状态和物质代谢过程恢复到新的平衡状态。

现代医学实验研究为灸法治热证也提供了一些科学依据，研究发现艾灸具有改善微循环的作用，由于微循环得以改善，微血管开放增多，血流速度加快，增加局部组织营养，有利于炎症组织的修复。此外艾灸能抑制某些亢进的体液免疫指标，增强细胞免疫功能，从而起到调节免疫功能的作用。灸疗是在抗炎的同时，又影响机体免疫状态，增强机体的免疫功能。近年来临床实验研究资料表明，灸疗能提高人体白细胞数，促进单核巨噬细胞的吞噬作用，促进抗体形成，以增强人体的防御功能，这为灸法治疗一些细菌、病毒感染性疾病提供了科学依据。所以疠风的治疗，若中肺俞、心俞，则灸肺俞、心俞。病情轻则可灸10壮，病中脾、肝、肾俞，则可灸肺俞100壮。

# 心俞

定位：在五椎下挟脊各相去一寸五分。（《周身各穴》）

主治：疠风，风狂。

灸量：10～100壮。

【按】疠风病因病机在肺俞穴已作详细说明，此证令人两目壅肿，云头斑起，或肉中如针刺，或麻痹不仁，肿则如痈疽，溃烂筋骨而死。若中肺俞、心俞，名曰肺癞易治。从后面两则验案言：一人遍身赤肿如锥刺……令灸心俞、肺俞四穴各一百壮，服胡麻散二料而愈。一人病疠证，须眉尽落，面目赤肿，手足悉成疮痍。令灸肺俞、心俞四穴各十壮，服换骨丹一料，二月全愈，须眉更生。可见其用**心俞穴用于疠风中痛症及疮疡之证**，正所谓"诸痛痒疮，皆属于心"。窦材还将心俞治疗风狂之症，与巨阙配合使用，但艾灸顺序均是先艾灸巨阙，后艾灸心俞，应是先用巨阙治心神，后用心俞治心脏，相互配合。到宋代心俞反而偏向治疗神志病，如《太平圣惠方·针经》：理心中风，狂痫，心气乱语，悲泣，心腹烦满，结积寒热，食即吐血，目痛。《铜人腧穴针灸图经》卷中：治心中风，狂走发痫，语悲泣，心胸闷乱烦满，汗不出，结积寒热，呕吐不下食，咳唾血。综合来看，就心神疾患而言，**巨阙偏于心神之标，心俞偏于心神之本**。

关于本穴灸量，10壮与100壮均出现在疠风一症中，单纯面目赤肿及手足疮痹艾灸10壮，遍身赤肿则灸百壮，可见病情重则灸量大，其他情况多灸50壮。


# 肝俞


定位：在九椎旁挟脊各相去一寸五分。(《周身各穴》)

主治：疠风。

灸量：50壮。

# 脾俞

定位：在十一椎旁挟脊各相去一寸五分。(《周身各穴》)

主治：疬风。

灸量：50 壮。

【按】肝俞与脾俞在《扁鹊心书》中仅用于疬风，有关疬风穴位分析同肺俞、心俞，有关疬风的分析详见下篇，虽在"中风"中也有相应所客之俞，但是窦材以艾灸关元为主，相关发挥详见下篇"中风"。此处不再赘述。

# 肾俞

定位：在十四椎下两旁挟脊各相去一寸五分。(《周身各穴》) 肾俞二穴在十四椎两旁各开一寸五分。(《扁鹊灸法》)

主治：疬风（大风癞疾），中风失音，手足不遂。

灸量：50 ~ 300 壮。

【按】关于肾俞主治疬风同上，不再赘述。本穴治疗中风手足不遂，乃因窦材认为真气虚，为风邪所乘，客于五脏之俞，则为中风偏枯等证，肾为一身之根蒂，先天之真源，本牢则不死，所以艾灸肾俞以补先天之真源。中风失音一症属于肾系病症，肾脉系舌本，《灵枢·忧恚无言》"舌者，声音之机也"，故肾俞可治中风失音。总之**肾俞主治真元不足与肾系病症**。有关本穴灸量，《扁鹊灸法》明言凡一切大病于此灸二三百壮。小病则可艾灸数十壮。

# 腰俞

定位：在二十一椎下间。(《周身各穴》)在脊骨二十一椎下。(《扁鹊灸法》)

主治：腰痛，久患伛偻不伸。

灸量：50～100壮。

【按】腰痛疾病不属于大病，故艾灸壮数均不属大灸量。有关"久患伛偻不伸"一症出自《黄帝灸法》，但其中言"灸脐俞一百壮"，有认为神阙或关元者，但笔者认为此处脐俞指腰俞穴，原因如下：陈士铎《辨证录》："人有大病之后，腰痛如折，久而成为伛偻者。"刘云湖遗著《临床实验录·望的目的》："伛偻不伸者，腰痛也。"可见伛偻不仅指姿势而言，还可指腰痛发展后的症状；从艾灸壮数来看，《窦材灸法》："寒湿腰痛，灸腰俞穴五十壮。"可见一般寒湿腰痛灸50壮，伛偻不伸一症较之腰痛更久，故灸量达100壮。又《素问·刺禁论》："刺脊间中髓，为伛。"《素问·刺要论》："刺骨无伤髓，髓伤则销铄胻痠，体解㑊然不去矣。"虽然《素问》中两篇所言属于医疗事故产生的不良影响，但可延伸为邪气伤髓，《黄帝明堂经》"腰俞……一名髓空"，可见腰俞穴可通髓治疗伛偻不伸。查阅古代窦材之前的文献，关元与神阙未有记录用于腰痛疾病，仅关元穴，在《黄帝明堂经》中言"腰背脐痛引阴"，并不是单纯的腰痛症，不足为据。故脐俞应指腰俞穴，窦材将其用于**治疗腰部疾患**。

# 涌泉

定位：在足心陷中。（《周身各穴》）在足心宛宛中。（《扁鹊灸法》）

主治：下注病，脚气。

灸量：50壮。

【按】"下注病"中言："贫贱人久卧湿地，寒邪客于肾经，又兼下元虚损，寒湿下注，血脉凝滞，两腿粗肿，行步无力，渐至大如瓜瓠。方书皆以消湿利水治之，损人甚多，令灸涌泉、三里、承山各五十壮即愈。"脚气病病因病机为下元虚损，又久立湿地，致寒湿之气，客于经脉，则双足肿痛，行步少力。《黄帝灸法》载："久患脚气，灸涌泉穴五十壮。"《窦材灸法》言"脚气少力或顽麻疼痛，灸涌泉穴五十壮。"可见**涌泉所治之症均属肾虚之症**，即文中所谓下元虚损，**但较之关元所治肾虚之症，涌泉主治肾虚轻症**，因脚气症状一般为双足肿痛，行步少力，文中言"其不能行步者，灸关元五十壮"。不能步行应为脚气重症，则改用关元。注意四肢部穴位艾炷应减小，《窦材灸法》："凡灸大人，艾炷须如莲子，底阔三分，灸二十壮后却减一分，务要紧实。若灸四肢及小儿，艾炷如苍耳子大。灸头面，艾炷如麦粒子大。其灰以鹅毛扫去，不可口吹。"

# 承山

定位：在昆仑上一尺肉间陷中。(《周身各穴》) 在腿肚下，挺脚指取之。(《扁鹊灸法》)

主治：下注病，脚气。

灸量：50 壮。

【按】本穴取穴法值得注意，"挺脚指取之"，挺脚趾时，腓肠肌收缩，承山穴更容易定位。下注病主要症状为两腿粗肿，行步无力，渐至大如瓜瓠。《扁鹊灸法》："治脚气重，行步少力。"可见**承山穴主治均为局部病症、腿部病症**。

# 三里

定位：四穴，二在曲池下一寸，即手腕下一寸；二在膝下三寸，胻骨外大筋内宛宛中。(《周身各穴》) 三里二穴在膝眼下三寸，骺骨外筋内宛中，举足取之。(《扁鹊灸法》)

主治：下注病，风狂，两目眈眈不能视远，腰膝沉重，行步乏力。

灸量：50 壮。

【按】本穴在《周身各穴》中言四穴，即手三里及足三里，《扁鹊灸法》中所言三里指足三里，通览《扁鹊心书》窦材只用足三里，未用手三里。《扁鹊灸法》所言取穴法值得重视，其所谓骱骨外筋指的胫骨前肌，举足之时，胫骨前肌收缩，易于找到。下注病、膝沉重，行步乏力三症属局部病症；风狂一症属于心神病症，虽在治验里未提及足三里，但《窦材灸法》言："风狂妄语，乃心气不足，为风邪客于包络也，先服睡圣散，灸巨阙穴七十壮，灸疮发过，再灸三里五十壮。"足三里属于足阳明胃经，《灵枢·经脉》中对胃经病的描述是"动则病洒洒振寒，善呻，数欠，颜黑，病至则恶人与火，闻木声则惕然而惊，心欲动，独闭户塞牖而处。甚则欲上高而歌，弃衣而走，贲向腹胀，是为骭厥"。《黄帝明堂经》记载足三里主治："主……狂歌妄言，怒恐，恶人与火，骂詈。"可见足三里可治疗神智病症。虽然将上述症状分开，足三里亦可解释，如腰痛，《素问·刺腰痛论》："阳明令人腰痛，不可以顾，顾如有见者，善悲，刺阳明于骺前三痏，上下和之出血，秋无见血。王冰注曰：此腰痛者悉刺骺前三痏，则正三里穴也。"但是按照《扁鹊灸法》原文："两目眪眪不能视远，及腰膝沉重，行步乏力，治此证须灸中脘、脐下，待灸疮发过方灸此穴，以出热气自愈。"所以此三症应该一起看，不应将症状分割，《时医三错》："眼生内障由于脾肾两虚，阳光不振耳。故光之短主于脾，视物不明主乎肾。"腰膝沉重，行步乏力二症病位也在脾肾，腰为肾之府，肾主骨，脾主肌肉，脾肾两虚，故可出现腰膝沉重，行步乏力，故先艾灸中脘及关元以补脾肾，后艾灸足三里以出热气。足见窦材深谙足三里主治的真意。足三里在古代并不作为治疗目疾的主要穴位，主要源于《外台秘要》的错误，《千金翼方·针灸》卷二十八："人年三十以上，若灸头不灸三里穴，令人气上眼暗，所以三里下气也。"《外台秘要·明堂》卷三十九则误抄成："人年三十以上，若不灸三里，令人气上眼暗，所以三里下气也。"之后多延续了《外台秘要》的错误，如《窦太师针经》："三里，凡人年三十以上，不灸此穴则热气上冲，眼目无明。"宋以后更是越传越离谱。但窦材却言："待灸疮发过方灸此穴（足三里），以出热气自愈。"而不是以足三里作为两目眽眽不能视远的主治穴位。

# 中府

定位：在乳上三肋骨中。（《周身各穴》）

主治：痞闷，着恼病，膏肓病。

灸量：200～500壮。

【按】本穴定位在乳上三肋骨中，乳头正对第四肋间隙，"乳上三肋骨"即第一肋间隙，但第一肋间隙的定位仍较为模糊，可参考古代其他文献，如《黄帝内经明堂》："在云门下一寸，乳上三肋间，动脉应手陷者中。"另《黄帝明堂经》《千金要方》《太平圣惠方》《铜人腧穴针灸图经》均一致，都强调"动脉应手"。其穴为肺之募穴，手足太阴之会。故**窦材多用中府穴来治疗肺寒严重者，或肺脾同病者**，究其原因与经脉循行有关，手太阴肺经，起于中焦……还循胃口，上膈属肺，其中就包括了胃与食管。关于中府治疗脾胃相关病证，在窦材之前就有相关记载，如《黄帝明堂经》："主肺系急……面腹肿，膈中不下食。"《铜人腧穴针灸图经》："治肺系急……腹胀，食不下。"痞闷一症，病本在脾，其言"凡饮食冷物太过，脾胃被伤，则心下作痞，此为易治，宜全真丹一服全好，大抵伤胃则胸满，伤脾则腹胀。"但在其治验中，有一患者因肺引起胸膈作胀，故用中府治疗，其言"一人每饭后饮酒，伤其肺气，致胸膈作胀，气促欲死，服钟乳粉、五膈散而愈。若重者，灸中府穴亦好"。有关着恼病，窦材认为"其证若伤肝脾则泄泻不止，伤胃则昏不省人事，伤肾则成痨瘵，伤肝则失血筋挛，伤肺则咯血吐痰，伤心则颠冒，当先服姜附汤以散邪，后服金液丹以保脾胃，再详其证而灸之。若脾虚灸中府穴各二百壮，肾虚灸关元穴三百壮，二经若实，自然不死"。虽说脾虚灸中府，实兼有肺疾，如单纯脾虚，窦材习惯艾灸命关，而非中府。对于膏肓病的病因病机，窦氏认为因七情六欲，形寒饮冷，损伤肺气，冷气入于肺中，侵于膏肓所致，症状多为胸膈痞闷，咳嗽胸膈不利，昏迷上奔，口中吐冷水，故可艾灸中府，肺胃同调。

关于中府的灸量均属大灸量，盖因病症多属内伤重症，所以可累及脾胃，故大剂量艾灸中府一穴，法简效宏。

# 食窦（命关）

定位：在中府下六寸。(《周身各穴》）在胁下宛中，举臂取之，对中脘向乳三角取之。(《扁鹊灸法》）

主治：太阴证汗后发噫，虚劳，水肿，鼓胀，暴注，休息痢，呕吐反胃，痞闷，两胁连心痛，着恼病，中风人气虚中满，老人两胁痛，脾疟，心痛，黑疸，噎病，脾劳，老人便滑，妇人产后腹胀水肿，暑月发燥热。

灸量：20～500壮。

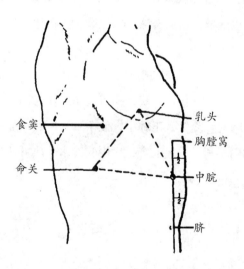

【按】本穴定位较为特殊，中府下六寸为现脾经之食窦，但是按

照《扁鹊灸法》中的定位，则与食窦差距较大，查阅古代文献，食窦以治疗胸胁病症为主，故笔者认为将命关定为奇穴较为合适，命关定位应以《扁鹊灸法》为准。因窦材艾灸命关穴多言用左命关，笔者猜测与脾脏位置位于左侧有关，脾位于左侧季肋区的肋弓深处，其体表投影：脾上端平左侧第9肋上缘，距后正中线4～5厘米，脾下端平左侧第11肋，达腋中线，其长轴与左第10肋平行，在胃底与膈之间。正常状态时，在左肋弓下处触摸不到脾。脾的位置可随呼吸和体位不同而变化，站立时比平卧时低2.5厘米。按照《扁鹊灸法》定位方法，命关穴与脾脏的体表投影接近，故窦材以此穴治疗脾疾。通览《扁鹊心书》中命关主治病症，均与脾有关，窦材**以命关治疗脾脏相关疾患**。窦材于《扁鹊灸法》言："此穴属脾，又名食窦穴，能接脾脏真气，治三十六种脾病。凡诸病困重，尚有一毫真气，灸此穴二三百壮，能保固不死。一切大病属脾者并皆治之。盖脾为五脏之母，后天之本，属土，生长万物者也。若脾气在，虽病甚不至死，此法试之极验。"

有关本穴灸量，除小儿痞闷灸20壮，脾疟轻症艾灸命关30壮外，其余病症均为急重症，均在百壮以上。注意艾灸小儿，艾炷如苍耳子大。

# 天突

定位：在结喉下四寸宛中。(《周身各穴》)

主治：喉痹，咳碬病，咳嗽。

灸量：50壮。

【按】关于天突的定位，《黄帝明堂经》作"结喉下五寸"，窦材将其定位于结喉下四寸宛中，盖因《灵枢·骨度》曰"结喉以下至缺盆中长四寸"。其实，结喉的位置可因仰头、低头而有较大的变化，因此定位最简单，也最可能的方法是直接依据固定的解剖标志——结喉下中央宛宛中，即胸骨上窝中央，骨度分寸可不拘。这里，需要特别指出的是，《灵枢·骨度》是成于一时一人之手，而《明堂经》孔穴尺寸则不然，腧穴并不是一时一人所发现的。本穴主治病位在肺系与肺，所治肺疾亦属轻者。喉痹一症主要由于肺肾气虚，风寒客肺引起，从而引起喉痹、颐粗、颔肿、水谷不下，关于**天突穴主治肺疾之轻症**，窦材文中有明确说明，"喉痹……此病轻者治肺，服姜附汤，灸天突穴五十壮亦好"，治验中又言"此治肺也"。咳碬病的病因病机为天寒饮冷，或过食盐物，伤其肺气；咳嗽的病因病机为形寒饮冷，冰消肺气，此两种疾病均为风寒之气损伤肺气所致，综合来看，天突可治疗肺疾之轻症。因均属肺部轻症，故灸量均为50壮。

# 地仓

定位：一名胃维，挟口吻旁四分。(《周身各穴》)

主治：口眼㖞斜。

灸量：14 ～ 50 壮。

【按】窦材用地仓穴治疗口眼㖞斜一症。此处的口眼㖞斜为经筋病，不伴有半身不遂之症。历代医家也均将地仓作为治疗口眼㖞斜的要穴，需要注意的是窦材的艾灸方法与历代医家均不同，历代医家均为左㖞灸右，右㖞灸左，独窦材左㖞灸左，右㖞灸右。笔者猜测可能窦材对左㖞右㖞的界定不同。窦材可能认为左㖞由于左侧络脉空虚，故可贼风入经，而致口眼㖞斜，故用艾灸补益局部气血，刺激局部，提高肌力，而非放松对侧张力较高的肌肉。治验"口眼㖞斜"言："当灸地仓穴二十壮，艾炷如小麦粒大。左㖞灸左，右㖞灸右，后服八风散，三五七散，一月全安。"有关灸量，《窦材灸法》："随左右灸地仓穴五十壮，或二七壮。"治验中言艾灸 20 壮，可根据患者具体情况增减。

# 上星

定位：在鼻上入发际一寸。(《周身各穴》)

【按】本穴在《扁鹊心书》中无应用，按照宋代以后的用穴习惯，本穴多用于治疗鼻部疾患。

# 前顶

定位：入发际四寸五分。(《周身各穴》) 在鼻上，入发际三寸五分。(《扁鹊灸法》)

主治：鬼魇着人昏闷，巅顶痛，两眼失明。

灸量：50 壮。

【按】有关本穴定位出现歧义，一为入发际四寸五分，一为入发际三寸五分，如入发际四寸五分，则与百会仅相差五分，按照历代医家的定位，应为入发际三寸五分。**本穴主治头目部病症**。鬼魇着人昏闷即感觉胸部被压住，不能动弹，头昏胸闷之症，病位在头。巅顶痛与两眼失明病位也在头。

# 目窗

定位：当目上入发际一寸五分。(《周身各穴》) 目明二穴，在口面骨二瞳子上，入发际。(《扁鹊灸法》)

主治：头痛，太阳连脑痛。

灸量：21 ~ 30 壮。

【按】本穴定于目上入发际一寸五分，与现代定位一致，但《扁鹊灸法》中言："目明二穴，在口面骨二瞳子上，入发际。"笔者认为目明应为目窗之误，目明与目窗均以瞳子定位，且两者在《扁鹊心书》中主治相同，且看两者名字应也可治目疾，但书中尚未体现。"头痛"中言："若风入太阳则偏头风，或左或右，痛连两目及齿，灸脑空穴二十一壮，其穴在脑后入发际三寸五分，再灸目窗二穴，在两耳直上一寸五分，二十一壮，左痛灸左，右痛灸右。"此处目窗定位错误，如此定位应为率谷穴，而非目窗，需要注意的是灸同侧，与地仓相同。

# 脑空

定位：在脑后入发际三寸五分。(《周身各穴》) 在耳尖角上，排三指尽处。(《扁鹊灸法》)

主治：头痛，偏头痛，眼欲失明。

灸量：7～21壮。

【按】关于本穴定位出现了一定的出入，《周身各穴》中记载的定位与治验"头痛"中所言一致，均在脑后入发际三寸五分，《扁鹊灸法》言在耳尖角上，排三指尽处。如将耳尖角上理解为头上方，则《扁鹊灸法》定位偏于率谷穴，率谷在《黄帝明堂经》《太平圣惠方》《铜人腧穴针灸图经》中均未记载可疗目疾，如一人处于俯卧位，耳尖角上的上则解释为平耳尖，向脑后的方向，如此定位平耳尖，向脑后排三指尽处则与脑空穴相近，属于简便取穴法。其穴下有枕大神经通过，故可治疗偏正头痛，治疗目疾应与小脑定位体表投影有关，即与头针中视区或枕上旁线的作用机理类似。窦材用**脑空穴治疗头目病症**。因头痛等症不属于重症，故灸量较小，要求艾炷较小，《窦材灸法》："灸头面，艾炷如麦粒子大。"

# 风府

定位：入发际一寸。（《周身各穴》）

主治：头晕，头痛。

操作：向左耳入三寸，去来留十三呼，病患头内觉麻热，方令吸气出针。

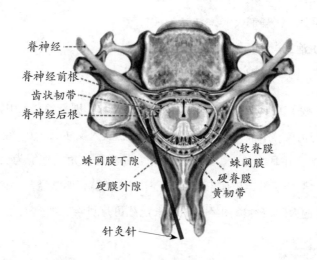

脊神经
脊神经前根
齿状韧带
脊神经后根
蛛网膜下隙
硬膜外隙
软脊膜
蛛网膜
硬脊膜
黄韧带
针灸针

**【按】**窦材用**风府治疗头部病症**。但此穴并非用灸法，而是应用针法，且针法独特。"头晕"治验中言此穴针法："余为针风府穴，向左耳入三寸，去来留十三呼，病患头内觉麻热，方令吸气出针……华佗针曹操头风，亦针此穴立愈。但此穴入针，人即昏倒，其法向左耳横下针，则不伤大筋，而无晕，乃《千金》妙法也。""头痛"治验中言："若患头风兼头晕者，刺风府穴，不得直下针，恐伤大筋，则昏闷。向左耳横纹针下，入三四分，留去来二十呼，觉头中热麻是效。"两者对比，发现针刺方向及感应相同，但是针刺深度不同，笔者认为当以针刺三寸为是，如针三四分，不会伤及"大筋"（延髓）并产生昏闷，且针感要求热麻，单纯三四分不易产生此针感，故笔者认为当针刺三寸。向左耳入三寸，一是因为右手操作，向左耳方向进针容易，二是因为向左耳也能达到麻热的目的，针刺三寸达到硬脊膜，产生麻热感，避免直刺损伤延髓，较直刺更为安全。

# 阿是穴

主治：疽疮，瘰疬，秃疮，顽癣浸淫，痹病，肠痈。

灸量：15～50壮。

**【按】**窦材常艾灸阿是穴治疗皮肤病及痹病。疽疮，秃疮，顽癣浸淫，瘰疬均属皮肤病。"疽疮"治验言：《内经》云：脾肾气虚，寒气客于经络，血气不通，着而成疾。若真气不甚虚，邪气不得内陷，则成痈。盖痈者，壅也。血气壅滞，故大而高起，属阳易治。若真气虚甚，则毒邪内攻，附贴筋骨，则成疽。盖疽者，阻也。邪气深而内烂，阻人筋骨，属阴难治……甚者，即于痛处，灸三五壮。如痛者属阳，易治。若不痛，乃疽疮也，急服保元丹，以固肾气。若用凉转药，则阳变为阴，或不进饮食而死，急灸关元可生。"秃疮乃因寒热客于发腠，浸淫成疮，久之生虫。瘰疬因忧郁伤肝，或食鼠涎之毒而成。痹病乃因风寒湿三气杂合而起，均在局部艾灸。顽癣浸淫或小儿秃疮皆汗出入水，湿淫皮毛而致，其灸法较为特殊，于生疮处隔三寸灸三壮，出黄水愈。肠痈由膏粱饮酒太过，热积肠中，久则成痈，故不宜用灸法，故言："若近肛门者，用针刺之，出脓血而愈。"

神方解

# 金液丹（一名保元丹，一名壮阳丹）

余幼得王氏《博济方》云：此丹治百种欲死大病，窃尝笑之，恐无是理。比得扁鹊方，以此冠首，乃敢遵用，试之于人，屡有奇效，始信圣人立法非不神也，乃不信者自误耳。此方古今盛行，莫有疑议，及孙真人著《千金方》，乃言硫黄许多利害，后人畏之，遂不敢用。亦是后人该堕夭折，故弃大药而求诸草木，何能起大病哉。余观今人之病皆以温平药，养死而不知悔，余以此丹起数十年大病于顷刻，何有发疽之说，孙真人之过也。凡我同志请试验之，自见奇效。

**【按】**王氏《博济方》即王衮之《博济方》。

**组成：**舶上硫黄十斤。

**【按】**《诸蕃志》记载东南亚阇婆国盛产多种药物。北宋淳化三年阇婆国进贡了硫黄，故名舶上硫黄。

**煎服法：**用铜锅熬化，麻布滤净，倾入水中，再熬再倾，如此七次，研细，入阳城罐内，盖顶铁丝扎定，外以盐泥封固八分厚阴干。先慢火煅红，次加烈火，煅一炷香，寒炉取出，埋地中三日，去火毒，再研如粉，煮蒸饼（作蒸饼法：清明前一日，将干面打成薄饼，内放干面，包裹阴干）为丸，梧子大。每服五十丸或三十丸，小儿十五丸。气虚人宜常服之，益寿延年功力最大。一切牛马六畜吐食者，灌硫末立愈，一切鸡鹅鸭瘦而欲死者，饲以硫末。可以立愈且易肥。

【按】阳城罐即古代炼硫黄的罐，因为其产地在阳城且质量好故名。

**主治：**此丹治二十种阴疽，三十种风疾，一切虚劳，水肿，脾泄，注下，休息痢，消渴，肺胀，大小便闭，吐衄，尿血，霍乱，吐泻，目中内障，尸厥，气厥，骨蒸潮热，阴证，阴毒，心腹疼痛，心下作痞，小腹两胁急痛，胃寒，水谷不化，日久膀胱疝气鼓膈，女人子宫虚寒，久无子息，赤白带下，脐腹作痛，小儿急慢惊风，一切疑难大病，治之无不效验。

【按】硫黄具有解毒、杀虫，补火助阳通便的作用。上述病症均属阴寒之证，硫黄入脾肾二经，故可治上述病症。药理研究发现硫黄本身不活泼，内服后变为硫化物或硫化氢，刺激胃肠黏膜，使之兴奋蠕动，导致下泻。此过程需要有碱性环境、大肠杆菌、特别是脂肪分解酶的存在。当肠内容物中脂肪性物质较多时，易产生大量硫化氢而致泻。空气中硫化氢浓度过高，可直接麻痹中枢神经细胞而导致死亡。张锡纯于《医学衷中参西录》对硫黄的应用有精辟论述，其言：尝观葛稚川《肘后方》，首载扁鹊玉壶丹，系硫黄一味九转而成。治一切阳分衰惫之病。而其转法所需之物颇难备具，今人鲜有服者。愚临证实验以来，觉服制好之熟硫黄，犹不若径服生者其效更捷。盖硫黄制熟则力减，少服无效，多服又有燥渴之弊，服生硫黄少许，即有效而又无他弊也。十余年间，用生硫黄治愈沉寒锢冷之病不胜计。盖硫黄原无毒，其毒也即其热也，使少服不令觉热，即于人分毫无损，故不用制熟即可服，更可常服也。且自古论硫黄者，莫不谓其功胜桂、附，惟径用生者系愚之创见，而实由自家徐徐尝验，确知其功效甚奇，又甚稳妥，然后敢以之治病。今邑中日服生硫黄者数百人，莫不饮食加多，身体强壮，皆愚为之引导也。

# 保命延寿丹

**组成：**硫黄、明雄黄、辰砂、赤石脂、紫石英、阳起石（火煅醋淬三次）。

【按】硫黄补火助阳，治在脾肾；雄黄燥湿化痰，杀虫解毒，治在脾；朱砂镇心安神，清热解毒，治在心；赤石脂涩肠止泻，治在肠，又可补髓益智；紫石英镇心安神，温肺暖胞，治在心肺肝；阳起石补肾助阳，治在命门。五脏真火均治，故可延年益寿。

**煎服法：**每味各二两，研作粗末，同入阳城罐，盖顶，铁丝扎定，盐泥封固浓一寸，阴干。掘地作坑，下埋一半，上露一半，烈火煅一日夜，寒炉取出。研细，醋丸梧子大。每服十粒，空心送下，童男女五粒，小儿二三粒，俱见成效。

**主治：**治痈疽，虚劳，中风，水肿，鼓胀，脾泄，久痢，久疟，尸厥，两胁连心痛，梦泄，遗精，女人血崩、白带，童子骨蒸劳热，一切虚羸，黄黑疸，急慢惊风百余种欲死大病，皆能治之。一粒胜金液丹十粒，久服延年益寿。

【按】因本丹药五脏之火皆可调，故可治百余种欲死大病，金液丹注重脾肾，故言一粒胜金液丹十粒。但在今天来看，仍要辨证论治，不可作为保健用药。

# 大丹

**组成**：大朱砂、瞿麦末、草乌末、菠薐末、鸡子清、半夏、滑石。

【按】朱砂于《本经》（即《神农本草经》之简称）所载可主身体五脏百病，养精神，安魂魄；瞿麦与菠薐（即菠菜）破血通经，养血和血；草乌祛风除湿，温经止痛；半夏燥湿化痰，消痞散结；鸡子清清热解毒；滑石《本经》载其可荡胃中积聚寒热，益精气。故本方以朱砂、滑石补益精气，瞿麦与菠薐舒经活络，草乌与半夏祛风除痰，鸡子清起调和药物、清热解毒的作用。

**煎服法**：大朱砂一斤（要有墙壁者），为粗末，入阳城罐。先用蜜拌，安砂在底，次以瞿麦末、草乌末、菠薐末各五钱，以鸡子清五钱拌匀，盖在砂上。以罐盖盖住，铁丝扎好，盐泥封固阴干，掘地作坑，下埋五分，上露五分，烈火煅一日夜，寒炉取出。研细，醋打半夏糊丸芡实大，滑石为衣，以发光彩。银器收贮，每服五粒或三粒，空心面东热酒下。凡用入药中，并为衣者，俱如此制，则无毒，可放心服。

【按】从药物上看，的确有有毒之品，所以药物配伍及炮制方法就尤为重要，对于窦材之法可进一步研究。

**主治**：此丹补肾气，驻颜色，活血脉，壮筋骨，轻步履，明耳目，延年益寿。治虚劳，发热，咳嗽，咯血，骨蒸盗汗，怔忡，惊悸，一切阴疽冷漏，小儿斑痘缩陷，水肿，鼓胀，黄黑疸，一切虚羸大病，功同延寿丹，常服可寿百岁余。但富贵人方得合此，贫者难合，只服金液丹亦妙也。

**【按】**本方重在活血脉，壮筋骨，与金液丹略有不同，金液丹注重补益肾气，治本为主，本方标本兼治，故云富贵人方得合此，贫者难合，只服金液丹亦妙也。


# 中丹


**组成：**雄黄（十两），赤石脂（二两）。

**【按】**雄黄据《本经》载可轻身，神仙。赤石脂据《本经》载可养心气，补髓益智。故窦材言此丹可补肾气。此外雄黄可燥湿化痰，杀虫解毒，赤石脂涩肠止泻，故可治脾泄久痢，虚肿水肿，诸般疮毒等症。

**煎服法：**其共为粗末，亦用前五味拌制，如大丹法，取研极细，醋糊丸芡实大。大人服十丸，小儿三五丸，空心热酒或米饮下。

**主治：**此丹补肾气，壮筋骨，延年不老，治脾疟，黄黑疸，脾泄久痢，虚肿水肿，女人血崩白带，骨蒸劳热，小儿急慢惊风及暴注肠滑，洞泄，中风，诸般疮毒，皆效。

# 三黄丹

**组成：**雄黄、雌黄、硫黄各五两。

**煎服法：**雄黄、雌黄、硫黄各五两为粗末，制法如大丹。研极细，醋糊丸芡实大。每服十丸，空心米饮下。

**主治：**此丹治中满，胸膈痞闷，中风，痰喘气急，大便虚秘，功与中丹同，但略峻耳。

**【按】**雄黄和雌黄，都是砷的化合物，之所以有雄雌之说，源于我国古人对矿物的错误认识，最初发现雄黄的古人以为雄黄只出现在山的阳面，雌黄只出现在山的阴面，故而按照阴阳学说而将其分为雄雌两种。雄黄据《本经》载可轻身，神仙。雌黄据《本经》载久服可轻身增年不老。硫黄补脾肾之火。故此丹较之中丹略峻。

# 四神丹

**组成：**雄黄、雌黄、硫黄各五两，辰砂五钱。

**煎服法：**制法、合法、丸法俱如前。每服四十丸，空心白汤下。

**主治：**此丹治病，功力与延寿丹同，治虚证更多，能止怔忡、惊悸诸般大病。

【按】本方即在三黄丹基础上加了一味朱砂，朱砂主身体五脏百病，养精神，安魂魄，增加镇心安神，补益肾气的作用，故言治虚证更多，能止怔忡、惊悸诸般大病。

# 五福丹

**组成：** 雄黄、雌黄、硫黄、辰砂、阳起石各五两。

**煎服法：** 制法、合法、丸法皆如前，每服三四十丸，空心米饮下。

**主治：** 此丹功力与延寿丹、中丹同，又能壮阳治阳痿，于肾虚之人功效更多。

【按】此方即在四神丹基础上加了一味阳起石，以补肾助阳，故能壮阳治阳痿，于肾虚之人功效更多。

# 紫金丹

**组成：** 代赭石、赤石脂、禹余粮各五两。

**煎服法：** 上三药烧红醋淬七次，共研细末。入阳城罐，盐泥封固一寸浓，阴干，大火煅三炷香，冷定。再研极细，醋糊丸芡实大。每服十丸，热酒送下。

**主治：**此丹补脾肾虚损，活血壮筋骨，治下元虚惫，子宫寒冷，月信不调，脐腹连腰疼痛，面黄肌瘦，泄泻精滑，一切虚损之证。

【按】代赭石主五脏血脉中热，血痹、血瘀、贼风及女子赤沃漏下、带下百病，皆肝、心二经血热所致。赤石脂据《本经》载可养心气，补髓益智。《本经》载禹余粮炼饵服之，不饥，轻身延年。本方以赤石脂、禹余粮补益脾肾，代赭石活血通脉，但此方补益效果较弱，在《扁鹊心书》中并无此方的应用。

# 全真丹

**组成：**高良姜（炒，四两），干姜（炒，四两），吴茱萸（炒，三两），大附子（制）、陈皮、青皮（各一两）。

【按】本方以高良姜、干姜温脾，吴茱萸温肝，附子温脾肾，陈皮祛湿除痰，青皮破气消积。故前四味温补脏腑，后两味祛除病邪。

**煎服法：**上为末，醋糊丸梧子大。每服五十丸，小儿三十丸，米饮下。无病及壮实人不宜多服。

**主治：**此丹补脾肾虚损，和胃，健下元，进饮食，行湿气。治心腹刺痛，胸满气逆，胁下痛，心腹胀痛，小便频数，四肢厥冷，时发潮热，吐逆泄泻，暑月食冷物不消，气逆痞闷，男女小儿面目浮肿，小便赤涩淋沥，一切虚寒之证。

【按】虽言本方治一切虚寒之证，但以中下焦为主。

# 来复丹

**组成：**陈皮（去白）、青皮、大川附（制）、五灵脂（各六两），硝石、硫黄（各三两）。

**【按】**本方以陈皮、青皮破气除痰，附子、硫黄温补脾肾，五灵脂据《本经》载主疗心腹冷气，小儿五疳，辟疫；治肠风，通利血脉，女子月闭。硝石据《本经》载主五脏积热，胃张闭，涤去蓄结饮食，推陈致新，除邪气；炼之如膏，久服轻身。六药皆可作用于脾，以治疗脾病为主。

**煎服法：**上为末，蒸饼丸梧子大。每服五十丸，白汤下。

**主治：**此丹治饮食伤脾，心腹作痛，胸膈饱闷，四肢厥冷；又治伤寒阴证，女人血气刺痛，或攻心腹。或儿枕作痛及诸郁结之气，真良方也。

**【按】**此言又治伤寒阴证，应为太阴证，后言女人血气刺痛，或攻心腹。或儿枕作痛及诸郁结之气，此乃五灵脂与青皮的主要作用。

# 草神丹

**组成：**川附子（制，五两），吴茱萸（泡，二两），肉桂（二两），琥珀（五钱，用柏子煮过另研），辰砂（五钱，另研），麝香（二钱，另研）。

【按】附子、肉桂、吴茱萸可温肝脾肾三脏，琥珀、朱砂可主安五脏，定魂魄，吴茱萸、麝香可行血通窍，使得补而不滞，药物动静结合。

**煎服法：**先将前三味为细末，后入琥珀、辰砂、麝香三味，共研极匀。蒸饼丸梧子大。每服五十丸，米饮下，小儿十丸。

**主治：**此丹大补脾肾，治阴毒伤寒，阴疽痔漏，水肿鼓胀，中风半身不遂，脾泄暴注，久痢，黄黑疸，虚劳发热，咳嗽咯血，两胁连心痛，胸膈痞闷，胁中如流水声，童子骨蒸，小儿急慢惊风，痘疹变黑缩陷，气厥卒仆，双目内障，吞酸逆气，痞积血块，大小便不禁，奔豚疝气，附骨疽，两足少力，虚汗不止，男子遗精梦泄，沙石淋，溺血，妇人血崩血淋，暑月伤食，腹痛呕吐痰涎，一切疑难大病。此丹乃药中韩信也，取效最速，好生君子，广试验之，知不诬也。

【按】窦材认为疑难大病多责之于脾肾，故治症较多，窦材言此丹乃药中韩信，可见对此药的重视。


# （神方）姜附丹


**组成：**生姜（切片，五两），川附子（炮切片、童便浸，再加姜汁炒干，五两）。

【按】此方在《备急千金要方》有载，主治痰冷癖气，胸满短气，呕沫头痛，饮食不消化；亦主卒风。其言姜汁、附子二味，辟冷癖，其力倍专，乃干姜附子汤之变法。彼取温中，故用干姜，此取涤痰，故用姜汁，两不移易之定法。

**煎服法：**共为末。每服四钱，水一盏，煎七分和渣服。若治中风不语，半身不遂，去附子用川乌去黑皮，制法与附子同。

【按】若中风则应增强搜风通络的作用，故去附子用川乌。此为本方变方。

**主治：**此丹补虚助阳消阴，治伤寒阴证，痈疽发背，心胸作痛，心腹痞闷，喉痹，颐项肿，汤水不下，及虚劳发热，咳嗽吐血，男妇骨蒸劳热，小儿急慢惊风，痘疹缩陷，黑泡水泡斑，脾劳面黄肌瘦，肾劳面白骨弱，两目昏翳内障，脾疟久痢，水泻米谷不化，又能解利两感伤寒，天行瘟疫，山岚瘴气及不时感冒等证。

【按】本方虽名曰姜附丹，但从煎服法看，应为姜附汤。此乃附子的应用代表方剂，为保命之法。此方常用于丹药效果不佳或病重时。


# 霹雳汤


**组成：**川附（泡去皮脐，五两），桂心（去皮尽，二两），当归（二两），甘草（一两）。

【按】桂附温中养阳，当归温中补血，甘草调和诸药，又可减低附子毒性，又可补益脾胃，生姜温中。故本方以主治脾胃虚寒为主。

**煎服法：**共为细末。每服五钱，水一大盏，生姜七片，煎至六分和渣通口服，小儿止一钱。

**主治：**治脾胃虚弱，因伤生冷成泄泻，米谷不化，或胀、或痛、或痞，胸胁连心痛，两胁作胀，单腹鼓胀，霍乱吐泻，中风半身不遂，脾疟黄疸，阴疽入蚀骨髓，痘疹黑陷，急慢惊风，气厥发昏，又能解利阴阳伤寒，诸般冷病寒气。


# 救生汤


**组成：**芍药（酒炒）、当归（酒洗）、木香（忌火）、丁香（各五钱），川附（炮，二两）。

**【按】**《本经》载芍药可除血痹，破坚积，止痛。当归可治诸恶疮疡金疮。木香据《本草经集注》言可疗毒肿，消恶气。丁香、生姜、附子补益脾肾之阳气。

**煎服法：**共为细末。每服五钱，加生姜十片，水二盏煎半，和渣服。随病上下，食前后服。

**主治：**治一切痈疽发背，三十六种疔，二十种肿毒。若初起憎寒壮热，一服即热退身凉，重者减半，轻者全愈。女人乳痈、乳岩初起，姜葱发汗立愈。又治手足痰块红肿疼痛，一服即消。久年阴寒冷漏病，一切疮毒，服之神效。

**【按】**《时医三错》："其疮疽本于肾虚，为阴所着，寒邪滞经，依附于骨，故烂人筋，害人性命。"故以丁香、生姜、附子固其本，当归、木香治疗痈疽肿毒，芍药通利血脉，使药动静结合，标本兼治。

# 钟乳粉

组成：石钟乳一斤。

【按】《本经》言石钟乳："主咳逆上气，钟乳石体属金，又其象下垂而中空，故能入肺降逆。明目，能益目中肺脏之精。益精，能引肺气入肾。安五脏，通百节，利九窍，降气则脏安，中虚则窍通。"故此药以温肺肾为主。

煎服法：成粉制法见李时珍《本草》内，再入石鼎煮三炷香，研极细。每服三钱，煎粟米汤下。但此药难得真者，多以滴乳石乱之，真者浮水，性松，煅易成粉。

【按】李时珍为明代医家，晚于窦材所在之南宋，故此应为后人衍文。

主治：治劳咳咯血，老人上气不得卧，或膈气腹胀，久咳不止，及喉风、喉肿，两目昏障，童男女骨蒸劳热，小儿惊风，胎前产后发昏不省人事，一切虚病，能先于脐下灸三百壮，后服此药，见效如神。盖虚劳乃肾气欲脱，不能上荣于肺，此药是润肺生水之剂，后因邪说盛行，以致此药隐闷。丹溪云：多服发渴淋。此言甚谬，余家大人服三十年，未尝有此疾，故敢附此。服此药须忌人参、白术二味。

【按】从窦材所言主治亦可说明此药重在温肺肾。后丹溪所言为衍文。


# 荜澄茄散


**组成**：荜澄茄、高良姜、肉桂、丁香、浓朴（姜汁炒）、桔梗（去芦）、陈皮、三棱（炮，醋炒）、甘草（各一两五钱），香附（制，三两）。

**煎服法**：为细末。每服四钱，姜三片，水一盏，煎七分，和渣服。

**主治**：治脾胃虚满，寒气上攻于心，心腹刺痛，两胁作胀，头昏，四肢困倦，吐逆发热，泄泻饱闷等证。

【按】本方以荜澄茄、高良姜、丁香温中散寒，行气止痛；肉桂兼温肾阳，如釜底加薪；陈皮健脾消积，三棱消积止痛；香附行气解郁，防止肝郁克脾；桔梗、厚朴一升一降调节气机；甘草调和诸药，且可补益脾胃。故本方主治脾胃疾患。


# 半硫丸


**组成**：半夏（姜矾牙皂煎水炒）、倭硫、生姜（各五两）。

【按】倭硫即硫黄，因出东洋琉球日本吕宋等国，以日本者佳，故名倭硫。本方以半夏健脾除痰，生姜解半夏毒，又可健脾助阳，硫黄补火助阳，又切合"病痰饮者，当以温药和之"的治疗准则。

**煎服法：**同捣碎，水浸蒸饼糊丸，梧子大。每服五十丸，小儿二三十丸，白汤下。

**主治：**治胃虚心腹胀满，呕吐痰涎，头目眩晕，困倦不食，或大便滑泄，水谷不化，小儿面目浮肿，小便赤淋。

【按】以上症状均属痰饮病，故以半夏为主药。

# 渗湿汤

**组成：**浓朴（二两），丁香、甘草、附子（各一两），砂仁、干姜、肉果（面裹煨透）、高良姜（各八钱）。

【按】本方以附子、干姜、高良姜温补脾胃；丁香、厚朴温中行气；砂仁、肉豆蔻温脾化湿，共奏温中祛湿之效。

**煎服法：**锉碎。每用五钱加姜三片，枣三枚，水一盏煎七分，去渣空心服。

**主治：**治脾胃虚寒，四肢困倦，骨节酸疼，头晕鼻塞，恶风，多虚汗，痰饮不清，胸满气促，心腹胀闷，两胁刺痛，霍乱吐泻。此药能暖脾胃，辟风寒，祛瘴疫，除风湿。

# 生姜半夏汤

**组成**：生姜，半夏（各三两）。

**煎服法**：共捣饼阴干为末。每服四钱，加姜五片，水煎温服。

**主治**：治风痰上攻，头眩眼花，痰壅作嗽，面目浮肿。

【按】本方药物与仲景小半夏汤同，但剂量略有差别，可相互参看。

# 附子半夏汤

**组成**：川附、生姜（各一两），半夏、陈皮（去白，各二两）。

**煎服法**：共为末，每服七钱，加姜七片，水煎服。

**主治**：治胃虚，冷痰上攻，头目眩晕，眼昏呕吐等证。

【按】本方以附子、生姜、陈皮温中补虚；半夏、陈皮祛湿化痰；生姜又可解毒，虽有乌头反半夏之说，但历代医家均有使用者，笔者亦曾应用，并无不良反应。

# 平胃汤

**组成：** 葶苈（炒，一两），官桂（去粗皮，一两，另研），马兜铃（去丝蒂，三两）。

**煎服法：** 共为末。每用三钱，水一盏煎七分，于食后细细呷之。

**主治：** 治老人气喘咳嗽。

**【按】** 本方虽曰平胃汤，实乃治肺之方，方以葶苈子、马兜铃泻肺平喘，降气止咳；肉桂温肾纳气，因老年人肾阳不足，故常用于老人气喘咳嗽。


# 太白丹

**组成：** 枯矾（煨）、寒水石（煅）、元精石（煅）各四两，半夏（制）、天虫（炒去丝）、天南星（制）、白附子各二两。

**煎服法：** 上为末。面糊丸（面糊即蒸饼也）梧子大，每服三十丸，食后姜汤下。**主治：** 疗咳嗽，化痰涎。

**【按】** 本方虽曰疗咳嗽，化痰涎，但以方测证，应治疗久治不愈病久伤阴的咳嗽或火热伤阴的咳嗽，故本方以白矾、半夏、僵蚕（天虫即僵蚕）、天南星、白附子祛除风痰；寒水石、元精石清热泻火，养阴清热，故可治疗久咳痰涎壅盛者。

# 鹿茸丸

组成：鹿茸（一具，去毛酥炙），鹿角霜（二两），川楝子（炒取净肉）、青皮、木香（各一两）。

煎服法：上为末。蒸饼丸梧子大，每服三十丸，空心盐汤下。

主治：温补下元，疏通血脉，明目轻身。

【按】本方重在肝肾，故药可分为两部分，鹿茸、鹿角霜益肾，可壮肾阳，益精血，强筋骨；川楝子、青皮疏肝，可疏肝行气止痛，木香既可辅助行气，又可使得鹿茸、鹿角霜补而不滞，防止碍胃。

# 黄药子散

组成：黄药子即斑根一两。

煎服法：为细末，每服一钱，白汤下，吐出顽痰即愈。

主治：治缠喉风，颐颌肿及胸膈有痰，汤水不下者，用此吐之。

【按】本方可治痰涎在胸膈者，又可治咽喉肿痛，黄药子一味法简效宏，可解毒消肿，化痰散结。

# 八风汤

**组成：**当归、防己、人参、秦艽、官桂、防风、钗斛、芍药、黄芪、甘草、川芎、紫菀、石膏、白鲜皮、川乌、川羌活、川独活、黄芩、麻黄（去节）、干姜、远志各等分。

**【按】**本方药物组成可分为四类，第一类是活血通经类，包括当归、肉桂、川芎、芍药；第二类是祛风除湿类，包括防己、秦艽、防风、白鲜皮、羌活、独活、川乌、麻黄、紫菀、干姜、远志；第三类是清热滋阴类，以防止风药燥伤阴血，包括石膏、石斛、黄芩；第三类是补气固表类，包括黄芪、人参。四类药物相互配合，以治疗中风诸症。

**煎服法：**锉为末。每服五钱，水酒各半，煎八分，食前服。

**主治：**治中风半身不遂，言语謇塞，口眼㖞斜。先灸脐下三百壮，后服此药永不再发。若不加灸，三年后仍发也。

**【按】**此强调需配合艾灸，在关元进行瘢痕灸，可延长疗效。

# 八风丹

**组成：**大川乌（炮）、荆芥穗（各四两），当归（二两），麝香（另研，五钱）。

【按】本方以荆芥穗祛风，乌头祛风除湿，当归活血通经，麝香活血开窍，可以说八风丹为八风汤的简化版。

煎服法：上为末。酒糊丸，梧子大，空心酒下，五十丸。中风者不可缺此。

主治：治中风，半身不遂，手足顽麻，言语謇塞，口眼㖞斜。服八风汤，再服此丹，永不再发。

【按】要先服八风汤，再服八风丹，丸者缓也，在病情缓和的情况下可服用丹药。


# 换骨丹


组成：当归、芍药、人参、铁脚威灵仙（各二两），南星（三两），乳香（去油，二两），没药（去油，二两），麻黄（去节，三斤，另煎汁和上药）。

【按】本方效力介于八风丹与八风汤之间，方以当归、芍药活血通经；胆南星、威灵仙、麻黄祛风除湿；乳香、没药行气止痛。

煎服法：上各为末。先将前五味和匀，后入乳香、没药以麻黄膏和匀为丸，如弹子大。每以无灰酒下一丸，出汗，五日一服。仍常服延寿丹、金液丹。

主治：治中风半身不遂，言语謇涩，失音中风者。先灸脐下二百壮，服金液丹一斤，再服此药。

# 三五七散

**组成：**人参、麻黄（去节）、川芎、官桂、当归（以上各一两），川乌、甘草（各五钱）。

**煎服法：**上为末。每服二钱，茶下，日三次。

**主治：**治贼风入耳，口眼㖞斜之证。

**【按】**本方较之上方，较为缓和，以当归、川芎、肉桂活血通经；乌头祛风除湿止痛；麻黄祛风除湿；人参益气固表；甘草调和诸药。

# 蜜犀丸

**组成：**槐角（炒，四两），当归、川乌、元参（炒，各二两），麻黄、茯苓（乳拌）、防风、薄荷、甘草（各一两），猪牙皂角（去皮弦子，炒，五钱），冰片（五分，另研）。

**煎服法：**先以前十味为末，后入冰片和匀，蜜丸樱桃大。每服一丸，小儿半丸，细嚼茶清下。

**主治：**治半身不遂，口眼㖞斜，语言不利，小儿惊风，发搐。

**【按】**本方以槐角清热泻火；皂荚通窍涤痰，祛风；当归活血通络；乌头、麻黄、茯苓、防风、薄荷祛风除湿；冰片清热通窍。小儿惊风为肝经风热所作，故该方也可治疗此证。

# 白龙丸

**组成：** 天南星（四两，以生姜四两同捣成饼），川乌、甘草、藁本、甘松、白芷、桂心（各二两），海桐皮（一两），石膏（二两，煅研极细）。

**煎服法：** 以前八味共为末，糯米糊丸弹子大，石膏为衣，茶清下，大人一丸，小儿半丸。若治伤寒，姜葱汤下，出汗。

**主治：** 治风邪言语不遂等证，面如虫行，手足麻木，头眩眼晕及伤风、伤寒，头痛拘急，小儿急慢惊风，大人风搐失音，并皆治之。

【按】本方以天南星、乌头、藁本、白芷祛风化痰；甘松理气止痛，开郁醒脾；肉桂活血通络；海桐皮既可以祛风除湿，又可行气活血，故既可治疗中风，又可治疗急慢惊风。

# 华盖散

**组成：** 麻黄（四两，浸去沫），苍术（八两，米泔浸），陈皮、官桂、杏仁（去皮尖）、甘草（各二两）。

【按】本方以三拗汤为底方，以宣肺解表，苍术、陈皮、肉桂皆为芳香药物，可醒脾除湿，祛除四时瘟疫瘴气。

**煎服法**：共为末。每服四钱，水盏半，煎八分，食前热服，取汗。

**主治**：治伤寒头痛发热，拘急，感冒，鼻多清涕，声音不清。大能解利四时伤寒，瘟疫瘴气等证。

【按】本方主治伤寒，而非温病，瘟疫为寒湿者方可使用。

# 祛风散

**组成**：天南星（二两，泡），生姜（一两，同南星制），防风（二两），甘草（一两）。

**煎服法**：共为末。每服四钱，姜七片水煎服，取汗，无汗再服。

**主治**：治风寒头痛，遍身拘急，破伤风，洗头风，牙槽风，肩背痉直，口噤。

【按】本方以防风祛风解表；生姜解表发汗；天南星祛风化痰；甘草调和诸药。故本方以祛风除寒为主，兼可祛除风痰。

# 当归柴胡汤

**组成：**柴胡（五钱），半夏（二钱，以生姜一钱同捣），当归（一钱），甘草（五分）。

**【按】**本方以柴胡解表退热，半夏降逆止呕，当归活血调经，甘草调和诸药。

**煎服法：**加姜、枣，以水二盏煎至八分，热服取汗，微微即止。

**主治：**治伤寒头痛，发热恶寒，肢节痛，吐逆。

**【按】**本方因症而设，柴胡治伤寒头痛，半夏治吐逆，当归治肢节疼痛。

# 大通散

**组成：**大黄（二钱），枳实（麸炒，二钱），甘草（一钱）。

**煎服法：**水煎空心热服，不利再服，得利即止。

**主治：**治伤寒胃中有热，或服热药太多，发狂言，弃衣而走，登高而歌，或腹痛下血，但实热者用之，虚人大忌。

**【按】**本方为调味承气汤化裁而来，易芒硝为枳实，增加通腑行气之效。

# 知母黄芩汤

**组成：**知母（二钱），黄芩（二钱），甘草（一钱）。

**煎服法：**水煎热服。

**主治：**治伤寒胃中有热，心觉懊侬，六脉洪数，或大便下血。

【按】本方重在清胃心之热，知母、黄芩可清热泻火，滋阴润燥。

# 当归芍药汤

**组成：**当归、芍药（各二钱）。

**煎服法：**水煎热服。

**主治：**治中暑下血，血痢腹痛。

【按】本方为芍药汤的删减版，仅取芍药汤两味主药，芍药行气，当归行血，行血则便脓自愈，调气则后重自除。当归、白芍配伍可调和营卫，养血和络。

# 四顺散

**组成:** 川黄连(酒炒)、当归、芍药(各二钱),御米壳(去隔膜,醋炒,二钱)。

**煎服法:** 加生姜七片水煎,食前热服。

**主治:** 治中暑冷热不调,大便下赤白脓。

【按】本方在当归芍药汤的基础上增加黄连、御米壳(即罂粟壳)、生姜三味,黄连增加清热能力,且可厚肠胃;罂粟壳涩肠止痛;生姜补益脾胃。

# 知母散

**组成:** 知母(五钱,盐水炒,研末),姜(三片)。

**煎服法:** 水一盏煎六分温服。

**主治:** 解一切烦热,口干作渴饮水,若系实热,皆以此解之,不损元气。若困倦减食者,乃胃虚发热也,不可服凉药,当以温中为主。

【按】本方为窦材秘法,"斑疹"中言:"余每遇热证,以知母五钱煎服,热即退,元气无损,此乃秘法。"知母对虚实热证皆可治疗,可清热泻火,滋阴润燥。

# 术附汤

**组成**：附子（炮，一两），白术（土炒，二两），甘草（炒，五钱）。

**煎服法**：共为末。每服五钱，姜七片，水煎热服。

**主治**：治六七月中湿，头疼，发热恶寒，自汗，遍身疼痛。

【按】本方为仲景之方，即桂枝附子去桂加白术汤去大枣，以附子温中祛湿，白术健脾燥湿，甘草补中益气，可以治疗痉湿暍病，具有暖肌，补中，益精气之功效。故可治疗中湿、头疼等症。

# 截疟丹

**组成**：硫黄（一两），雌黄（色红出阴山，一两），砒霜（一钱）。

【按】本方以硫黄、雌黄解毒化痰，补火助阳；砒霜祛痰截疟。硫黄、雌黄固本培元，砒霜截疟，标本同治。

**煎服法**：为末，入罐内，盐泥封固，阴干，打火三香，冷定取出，醋糊丸梧子大。每服五丸，空心米饮下。凡用砒要将萝卜切去盖，下段挖空入砒，以盖盖好，纸包火煨透存性取出。今此丹系打火炼过，不必萝卜制。为丸时须研和极匀，若欠匀恐砒有多有少，多处，或致损伤人命。

【按】解砒霜毒之法值得借鉴。

主治：治一切疟疾，但疟不宜截，宜补。

【按】本方虽名曰截疟丹，但主药为补火助阳、固本培元的硫黄与雌黄，故曰疟不宜截，宜补。

# 良姜理中汤

组成：高良姜、干姜（炒）、草果（去壳炒，各二两）。

煎服法：为末。每服四钱水煎空心服。

主治：治虚疟、久疟脾胃虚弱，若初起为冷物所伤，亦用此方。

【按】本方主治中焦虚寒之疟疾，以高良姜、干姜温中补虚，草果祛痰截疟。

# 建中汤

组成：附子（炮）、白术（土炒，各二两），芍药（酒炒，四两），甘草（炒）、干姜（炒）、草果（去壳炒，各一两）。

煎服法：为末。每服五钱水煎热服。

主治：治久发疟疾，脾胃虚弱，胸膈腹中饱闷，痞块两胁连心痛，四肢沉重，发热，泄泻，羸瘦等证。

【按】本方虽名曰建中汤，与仲景之建中不同，本方为四逆汤与术附汤的化裁，故可补火助阳、化痰祛湿，草果可祛痰截疟，本方较之良姜理中汤效更宏，故曰治久发疟疾。

# 二圣散

**组成：**硫黄（五两），水银（五两）。

**煎服法：**共研末同炒，炒成青砂头，再研细。每服三钱米汤下，小儿一钱，姜汤亦可。

**主治：**治脾胃虚寒，呕吐不食。亦治翻胃膈食，吐痰神效。

【按】《本草衍义》："水银，得铅则凝，得硫黄则结。"《本草拾遗》："（水银）利水道，去热毒。"《本草纲目》："（水银）同黑铅结砂则镇坠痰涎，同硫黄结砂则拯救危病，此乃应变之兵，在用者能得肯綮，而执其枢机焉。"可见硫黄、水银相配，既可补火助阳，又可镇坠痰涎，水银又可解热毒，以治疗脾胃虚寒引起的诸症。

# 八仙丸

**组成：**附子（炮）、高良姜、荜茇、砂仁、肉豆蔻（各一两），生姜（三两），浓朴（四两，姜汁制）。

煎服法：为末。醋糊丸梧子大，米饮下，五十丸。

主治：治脾胃久冷，大便泄泻，肠中疞痛，米谷不化，饮食不进等症。

【按】方以附子、高良姜、荜茇温中散寒；砂仁、肉豆蔻温中行气；生姜温胃止呕；厚朴下气燥湿，以通为顺，共奏温中散寒，燥湿行气之效。

# 浓肠丸

组成：川乌（炮）、肉桂、硫黄（另研）、赤石脂（煅，各一两），干姜（炒，二两）。

煎服法：为末。糯米糊丸，梧子大，每服五十丸，白汤下。

主治：治脾虚伤食，大便下赤白脓，肠鸣腹痛泄下，米谷不化，小儿脾虚滑泄，脱肛，疳瘦等症。

【按】本方主治脾胃虚寒引起的泄泻或下利，以乌头、肉桂、干姜温中散寒，硫黄补火助阳，赤石脂涩肠止泻。

# 阿胶丸

组成：黄连、黄柏（盐水炒）、当归（各一两），乌梅肉（炒，一两），芍药（二两），阿胶（蛤粉炒，一两）。

**煎服法：** 为末。蒸饼丸梧子大，白汤下，五十丸。

**主治：** 治冷热不调，下痢赤白。

**【按】** 本方颇有乌梅丸之义，乌梅涩肠止泻；黄连、黄柏清热燥湿；当归、芍药调气行血；阿胶补血润燥，共同治疗久泻久痢。

# 桃花丸

**组成：** 干姜（炒，二两），赤石脂（煅，二两）。

**煎服法：** 为末。米糊丸，梧子大，米饮下五十丸。

**主治：** 治肠胃虚，下赤白脓，小儿脱肛，极效。

**【按】** 本方为仲景桃花汤化裁，将原方中的粳米变为米糊丸，功效较之桃花汤缓。

# 如圣饼

**组成：** 密陀僧（五钱），诃子（大者八个，火煨去核），硫黄（三钱），轻粉（二钱），石燕（一对，洗净烧红，酒淬）。

**煎服法：** 为末。面糊丸龙眼大，捏作饼。每用一饼，入灰中略煨热，茶清下。

**主治**：治大肠冷热不调，下赤白痢，及大人小儿一切积滞。

【按】密陀僧燥湿止痢，诃子涩肠止泻，硫黄补火助阳通便，轻粉祛痰消积，石燕清热除湿，药物寒热相配，故可治大肠冷热不调。又有硫黄、轻粉可通便消积，故又可治疗大人小儿一切积滞。

# 珍珠散

**组成**：硫黄、滑石（各二两）。

**煎服法**：共为细末。每服二钱，白汤下，不愈再服，小儿一钱。

**主治**：治大人小儿霍乱吐泻。

【按】硫黄补火助阳，滑石清热益气，两药一阴一阳，一寒一热，一上一下，调节气机，以治霍乱。

# 少阳丹

**组成**：硝石、硫黄、五灵脂（醋炒）、青皮、陈皮、麻黄（各二两）。

**煎服法**：为末。先以硝石炒成珠和诸末，米糊丸绿豆大，白汤下五十丸，再以热汤催汗。

**主治**：能解利两感伤寒、瘟疫瘴气。

【按】本方以芒硝、硫黄通腑，五灵脂、青皮消积，陈皮健脾，麻黄解表发汗，故可太阳阳明两解，故曰能解利两感伤寒，方中有青皮、陈皮芳香药品，可治瘟疫瘴气。

# 中和汤

**组成**：苍术（一斤，米泔浸），川乌（炮）、浓朴（姜制）、陈皮、甘草（各四两），草果（二两）。

**煎服法**：共为末。每用四钱，生姜七片，水煎和渣服。

**主治**：治伤寒、瘟疫，头目昏痛，发热，鼻流清涕，服此不致传染。

【按】本方专为寒湿瘟疫而设，方名中和汤，因以治脾胃为主，燥湿化痰而治瘟疫。方以苍术芳香化湿，乌头温阳散寒，厚朴燥湿祛痰，陈皮健脾燥湿化痰，草果温中燥湿。

# 还睛丹

**组成**：磁石（活者，火煅醋淬七次）、硫黄、雄黄、雌黄（各二两，共为粗末，入罐，打三炷香，冷定取出，研细配后药），钟乳粉、附子、台椒（炒出汗，各二两）。

煎服法：共为末，醋糊丸梧子大。每服二十丸，空心米饮下，日二服。半月觉热攻眼，勿惧，乃肾气潮眼，阳光复生也。时用两手搓热揉之，揉一番，光明一番，六十日后复明。药尽再服一料。

主治：治脾肾虚衰，精血不生，致双目成内障。

【按】磁石聪耳明目，三黄丹、钟乳粉、附子培补元气，台椒应为乌药别名，以补肝肾阳气，本方以补阳为主，即以治本为主。

# 密蒙花散

组成：密蒙花、木贼（去节）、川羌活、甘菊花、白蒺藜（炒去刺）、石决明（煅，再用盐水煎）。

煎服法：各等分为末。食后，茶清下三钱。

主治：治风热攻眼，昏睛多眵，隐涩羞明，或痒，或痛，渐生翳膜，或患头风在先，牵引两眼，渐觉细小，及暴赤肿痛。

【按】密蒙花清热泻火、养肝明目，木贼、羌活疏风明目；菊花、白蒺藜、石决明平肝明目，故主治肝经风热引起的眼疾。

# 拨云散

组成：荆芥穗、川芎、防风（各二两），枳壳（麸炒）、蝉蜕

（去翅足）、薄荷、龙胆草、甘草（各五钱）。

**煎服法：**共为末。每服二钱，食后服。

**主治：**治上焦壅热，眼目赤肿，疼痛或生翳障，先服洗肝散，后服此药。

**【按】**荆芥穗、防风疏风；川芎疏风活血；枳壳祛风止痒；蝉蜕祛风明目；薄荷疏风平肝；龙胆草清泻肝火；甘草调和诸药。八药合用，可平肝疏风，明目退翳，用于风热壅盛之眼病。本方清热能力较之洗肝散轻，重在疏风。

# 洗肝散

**组成：**大黄（二钱），黄芩（三钱）。

**煎服法：**水煎，食前服。

**主治：**治脏火太过，壅热攻目，或翳障疼痛。

**【按】**本方以大黄清肝火，黄芩清胆火，两药合用清泻肝胆火热，治疗火热目疾。

# 补肝丸

**组成：**台椒（炒），仙灵脾（剪去边弦，蜜水炙），白蒺藜（炒去刺）。

**煎服法：** 各等分为末，酒糊丸梧子大，空心米汤下，三十丸。

**主治：** 能补肝肾之气，服还睛丸后多服此药。

【按】本方以乌药补肝气；仙灵脾补肾气；白蒺藜疏肝解郁，明目止痒。三药标本兼治，本方较之还睛丹补肝肾能力较弱，故曰服还睛丸后多服此药。

# 文蛤散

**组成：** 五倍子一两。

**煎服法：** 研末，每服三钱，水一盏煎八分，先洗，后以箸头点之。

**主治：** 治目弦肿，大小眦成赤疮。

【按】本方为外洗方，《本草蒙筌》："（五倍子）煎汤洗眼目，消翳目止疼，专为收敛之剂。"故五倍子外用可治目弦肿，大小眦成赤疮。

# 一醉膏

**组成：** 麻黄一斤。

**煎服法：**以水五升，熬一升，去渣熬膏。每服一钱七分，临卧热酒下，有汗即效。**主治：**治耳聋。

【按】本方以大剂量麻黄配合热酒而成，麻黄主要成分为麻黄碱，可产生眩晕感，令服用热酒亦可有醉酒感，故方名为一醉膏。本方应治疗的是寒邪中人之暴聋，而非久虚之人之耳聋。《日华子本草》言麻黄："通九窍，调血脉，御山岚瘴气。"本病病机应为大寒袭虚，肺气闭郁不宣，肾命气化不行，气闭津壅，窍隧不利，而成暴聋之证。治用麻黄、热酒温化肾气，开宣肺气。肾气化则气津升降有序，流行无碍，肺气宣则寒凝解散，窍隧顿开，耳聋自愈。

# 睡圣散

**组成：**山茄花（八月收），火麻花（八月收）（按：八月中火麻花已过时，恐作七月为是。）

**煎服法：**收此二花时，必须端庄闭口，齐手足采之。若二人去，或笑，或言语，服后亦即笑，即言语矣。采后共为末，每服三钱，小儿只一钱，茶酒任下。一服后即昏睡，可灸五十壮，醒后再服再灸。（按：山茄子，今谓之风茄儿，其花亦谓之曼陀罗花，火麻即大麻。今圃地所植之黄麻乃是此种。《本草纲目》云：曼陀罗花，生北土，南人亦有栽者。春生夏长，独茎直上，高四五尺，生不旁引，绿茎碧叶，叶如茄叶。八月开白花，凡六瓣，状如牵牛花而大，攒花中折，骈叶外包，朝开夜合。结实圆而有丁拐，中有小子，八月采花，九月采实。花实气味俱辛温有毒，主治诸风及寒湿脚气，惊痫脱肛等证。相传此花，笑采浸酒饮，令人笑，舞采浸酒饮，令人舞，予尝试之。饮须半酣，更令一人或笑或舞，引之乃验，又云七月采火麻子花，八月采山茄子花，阴干等分为末，热酒调服三钱。少顷，昏昏如醉，割疮、灸火不觉苦痛，盖古方也。今外科所用麻药即是此散，服之并无伤害。)

**主治**：人难忍艾火灸痛，服此即昏睡，不知痛，亦不伤人。

【按】山茄花即曼陀罗花、洋金花，可麻醉止痛，火麻花可能即《神农本草经》所述之麻蕡，其言令人见鬼狂走，可能古人已经知道此药的致幻作用，直到清初的张璐，还记载"麻勃治身中伏风，同优钵罗花为麻药，砭痈肿不知痛"。故两药均可起到麻醉止痛作用。

# 薄荷散

**组成**：真薄荷（二两），桔梗（三两），防风（二两），甘草（一两）。

**煎服法**：为末。每服四钱，灯心煎汤下。

**主治**：治心肺壅热，头目不清，咽喉不利，精神昏浊，小儿膈热。

【按】本方以薄荷为君药，以疏散风热，清利头目，利咽；桔梗协助薄荷宣肺清热利咽；防风祛风解表；生甘草既可清热又可调和诸药。

# 碧云汤

**组成**：荆芥穗（二两），牛蒡子（炒，一两），真薄荷（一两）。

**煎服法**：为末。食后，茶下三钱。

**主治**：治风痰上攻，头目昏眩，咽喉疼痛，涎涕稠黏。

**【按】**荆芥穗祛风除痰；牛蒡子疏散风热，宣肺利咽；薄荷疏散风热，清利头目，利咽。三药合用，可祛除风痰，清利头目，利咽。


# 丁香丸

**组成**：丁香、乌梅肉、青皮、肉桂、三棱（炮，各二两），巴豆（去油，一两）。

**煎服法**：为末，米糊丸黍米大，白汤下七丸，小儿三丸。

**主治**：治宿食不消，时发头疼，腹痛。

**【按】**本方以丁香肉桂温中益气；乌梅益胃生津；青皮、三棱行气消积；巴豆温肠泻积。故可治疗宿食积滞。

# 润肠散

**组成：**枳实（麸炒）、青皮、陈皮（各一两）。

**煎服法：**共为末。每服四钱，水一盏，煎七分，空心服。

**主治：**治老人虚气、中风、产后大便不通。

【按】本方以枳实、青皮破气消积，陈皮健脾益气，三药合用以健脾消积，治虚性便秘。

# 菟丝子丸

**组成：**菟丝子（一斤，淘净酒煮，捣成饼，焙干），附子（制，四两）。

**煎服法：**共为末，酒糊丸梧子大，酒下五十丸，十日后强壮。

**主治：**补肾气，壮阳道，助精神，轻腰脚。

【按】本方以菟丝子、附子温补肾阳。

# 石膏丸

**组成：** 石膏（一两），硫黄（一两），硝石（一两，合硫黄同研），天南星（一两，用生姜一两同捣）。

**煎服法：** 为末，面糊丸梧子大，食前米饮下五十丸，日二次。

**主治：** 治肾厥头痛，及肾虚咳嗽，烦闷，遗尿。

**【按】** 本方以石膏解表发汗；硫黄补肾纳气；芒硝破坚散积，可通过清大肠来清肺；天南星燥湿化痰。四药合用，可表里双解，补肾纳气。


# 宣风丸

**组成：** 黑丑（取头末，二两），青皮（一两），胡椒（二十一粒），全蝎（二十四枚，去头足）。

**煎服法：** 共为末，蜜丸梧子大。食前，白汤下五十丸，或三十丸。

**主治：** 治风湿脚气，走注上攻，两足拘急疼痛，或遍身作痛。

**【按】** 黑丑祛风除湿；青皮疏肝理气；胡椒温中散寒；全蝎祛风通络止痛。本方以青皮疏肝引筋；胡椒温中引肉；黑丑、全蝎可祛风通络，除湿止痛。故可治筋肉疼痛。

# 五膈散

**组成**：人参、黄芪（炙）、白术、麦冬、官桂、附子（炮）、干姜（炒）、远志（去心）、台椒、北细辛、百部（去芦）、杏仁（各等分）。

**煎服法**：共为末。水煎服四钱。

**主治**：治肺伤寒，误服凉药，冰消肺气，胸膈膨胀，呕吐酸水，口中如含冰雪，体倦减食，或成冷劳，胸中冷痰，服此皆效。

【**按**】本方药物可以分为4类，主4个脏器，即心肺脾肝，人参、黄芪、白术、麦冬补益脾气，官桂、附子、干姜温阳散寒，远志开通心窍，乌药温补肝气，细辛、百部、杏仁宣肺止咳，温肺化饮。此四脏位于膈肌周围，可调节胸腔腹腔，故可治疗肺伤寒，胸膈膨胀，呕吐酸水，体倦减食等症。

# 撮气散

**组成**：白术、干姜（各二两），黄芪（蜜水拌炒）、附子、川椒、杏仁（各一两），甘草（五钱）。

煎服法：共为粗末，水煎服四钱。初服冷热相搏，觉烦闷欲吐，少顷撮定，肺气自然下降矣。

主治：治凉药伤肺，饮食不下，胸膈饱闷，吞酸气逆，久嗽不止。

【按】本方所治乃内伤咳嗽，病在肺脾，故以白术、黄芪补益脾气，干姜、附子、川椒温中散寒，杏仁宣肺止咳，甘草调和诸药。以治脾胃为主，以治肺为辅。


# 麦煎散


组成：知母、乌梅肉、地骨皮、柴胡（各二钱），大麦（一撮）。

煎服法：上锉片成一剂，水煎温服缓下。

主治：治幼年心络为暑所伤，每至暑时，即畏热困倦减食。

【按】知母清热生津，乌梅生津开胃，地骨皮、柴胡清热凉血，大麦健脾和胃，共奏清热除蒸、健脾开胃之功。


# 剪红丸


组成：吴茱萸（去梗，二两），荆芥穗（二两），川乌（一两）。

煎服法：上炒黄色，共为末，醋糊丸梧子大，每服五十丸，空心白汤下。

主治：治远年近月，肠癖下血。

【按】吴茱萸助阳止泻，荆芥穗祛风止血，乌头温阳祛湿，三药相配可温阳止泻，祛风止血。本方所治肠癖下血应为寒性下血。

# 分气丸

组成：黑丑（半生半熟取头末，四两），青皮（炒）、陈皮（炒）、干姜（炮）、肉桂（各一两）。

煎服法：共为末，水法梧子大。每服三十丸，空心姜汤下。

主治：治心腹痞闷疼痛，两胁气胀，痰涎上攻，咽嗌不利，能行气，化酒食。

【按】本方以黑丑通腑去积，青皮行气消积，陈皮健脾行气，干姜、肉桂温中止痛，五药共用，可温中行气，消积祛痰。

# 镇心汤

组成：人参、茯苓、石菖蒲（桑叶水拌炒）、远志、木香、丁香（各 钱），甘草、干姜（各五钱），大枣（三枚）。

煎服法：水煎空心服。

主治：治心气不足，为风邪鬼气所乘，狂言多悲，梦中惊跳。

【按】本方以人参大补元气，茯苓健脾益气，石菖蒲、远志宁心安神，木香健脾行气，丁香温中行气，干姜温中益气，甘草、大枣补益脾气。本方虽主治心气不足，但胃心同治，故治心不忘补益脾胃，共奏宁心安神，健脾益气之效。

# 远志丸

组成：远志、人参、石菖蒲、茯苓。

煎服法：为末，蜜丸梧子大。每服三十丸，酒枣汤任下。

主治：治心气不足，多悲，健忘，精神皆默，手颤脚搐，多睡。

【按】本方为镇心汤化裁，主治近似，功效相仿。

# 定痛丸

组成：木香、马蔺草（醋炒）、茴香、川楝子（炒，各一两）。

煎服法：共为末。每服四钱，滚酒下，连进二服，其痛即止。

主治：治奔豚上攻，心腹腰背皆痛，或疝气连睾丸痛。

【按】木香行气止痛，马蔺草可祛风除湿，小茴香散寒止痛，川楝子行气止痛，四药合用可行气止痛，温经祛湿。

# 阿胶散

**组成：**牙香（三两，炒），阿胶（一两，蛤粉炒成珠）。

**煎服法：**为末。每服三钱，姜汤下，日三次。

**主治：**治肺虚咳嗽咯血。

【按】牙香即沉香，可纳气平喘，阿胶可补血滋阴，润肺止血，共奏润肺止咳，补血止血之效。


# 定风散

**组成：**川乌（炮，二两），防风（二两），雄黄（一两）。

**煎服法：**共为末。每服四钱，水煎，和渣服，日三次，出汗愈。

**主治：**治破伤风及洗头、牙槽等风，牙关紧急，项背强直，角弓反张。若一二日者，服此可治，五七日者难治，须急灸脐下三百壮。

【按】乌头、防风、雄黄三药共奏祛风止痉之效，故对破伤风、痫症均有作用。

# 安虫散

**组成：** 干漆（炒至烟尽，五钱），鹤虱（炒净）、雷丸（切炒，各一两）。

**煎服法：** 共为末。每服二钱，小儿一钱，米汤下。

**主治：** 治虫攻心痛，吐清水。如蛲虫，发则腹胀，寸白虫则心痛，并治之。

**【按】** 三药均为驱虫药，可消积杀虫，故方名曰安虫散。


# 槟榔丸

**组成：** 槟榔、芍药、苦楝子（炒）、马蔺花（各一两）。

**煎服法：** 共为末。每服四钱，酒煎热服。

**主治：** 治小便淋涩不通及血淋、石淋。

**【按】** 本方以槟榔降气行水，芍药疏肝止痛，苦楝子下气祛湿，马蔺花清热利尿，肝经循行于阴器，故以肝药治泌尿科疾患，四药共奏清热止淋之效。

# 换骨散

　　**组成：**乌蛇（去头尾酒煮取肉）、白花蛇（同上制法）、石菖蒲、荆芥穗、蔓荆子、天麻（酒炒）、胡首乌（小黑豆拌，蒸、晒）、白杨树皮（炒，各二两），甘草（炒）、地骨皮（酒炒）、枳壳（麸炒）、杜仲（盐水炒）、当归（酒炒）、川芎（酒炒）、牛膝（盐水炒，各一两）。

　　**煎服法：**共为末。每服二钱，酒下。

　　**主治：**治癞风，面上黑肿，肌肉顽麻，手足疼痛，遍身生疮。先灸五脏俞穴，后服此药。

　　**【按】**本方以乌梢蛇、白花蛇祛风通络；石菖蒲、荆芥穗祛风除湿；蔓荆子疏散风热，天麻、首乌祛风消痛；白杨树皮、地骨皮祛风行血；生甘草清热解毒；枳壳行气祛痰；杜仲、牛膝益肾强筋；当归、川芎行血疗疮，共奏祛风通络，活血祛痛，益肾强筋之效。

# 胡麻散

　　**组成：**紫背浮萍（七月半采，　斤），黑芝麻（炒，四两），薄荷（苏州者佳，二两），牛蒡子（炒）、甘草（炒，各一两）。

煎服法：共为末。每服三钱，茶酒任下，日三服。

主治：治疠风浑身顽麻，或如针刺遍身疼痛，手足瘫痪。

【按】本方以浮萍、薄荷、牛蒡子、生甘草祛风透疹，清热解毒；黑芝麻补益肝肾，使得攻而不伤正。本方用以治疗浑身顽麻刺痛。

# 消瘿散

组成：全蝎（三十枚，去头足），猪羊靥（即膝眼骨，各三十枚，炙枯），枯矾（五钱）。

煎服法：共为末，蜜丸梧子大。每服五十丸，饴米糖拌吞或茶任下。

主治：治气瘿多服取效，血瘿不治。

【按】本方以全蝎通络散结，猪羊靥散结消瘿，白矾祛除风痰，三药合用共治气瘿。

# 补宫丸

组成：当归（酒炒）、熟地（姜汁炒）、肉苁蓉（酒洗去膜）、菟丝子（制法见前）、牛膝（酒洗，各二两），肉桂、沉香、荜茇（去蒂炒）、吴茱萸（去梗）、肉果（各一两），真血竭、艾叶（各五钱）。

**煎服法：**共为末，醋糊丸梧子大。每服五十丸，或酒，或白汤任下。

**主治：**治女人子宫久冷，经事不调致小腹连腰痛，面黄肌瘦，四肢无力，减食发热，夜多盗汗，下赤白带，久服且能多子。

【**按**】本方以当归、熟地滋阴补血；肉苁蓉、菟丝子、牛膝、肉桂补益肾阳，沉香、血竭活血行气止痛；荜茇、肉豆蔻、吴茱萸、艾叶温经止痛，共奏滋阴养血，温经止痛之效。


# 胶艾汤


**组成：**阿胶（蛤粉炒成珠）、艾叶、当归、白芍、川芎、熟地（各二两），甘草、干姜（各五钱）。

**煎服法：**共为末。每服四钱，水煎和渣热服，戒怒气一月。

**主治：**治妇人冲任虚损，月水不调，子宫久冷，腰腹疼痛，赤白带下，或恶露不止。此药能通经络，活死血，生新血。

【**按**】本方为张仲景胶艾汤加干姜组成。方以阿胶补血滋阴，艾叶、干姜温经止痛，四物汤养血调经，以治妇人冲任虚损之症。

# 地血散

**组成：** 茜草、当归、白芍、乌梅、柴胡、知母（各一钱）。

**煎服法：** 每剂加姜三片，水煎温服。

**主治：** 治妇人心血间有热，饮食不减，起居如常，但发烦热。

【按】茜草凉血活血，当归、白芍活血补血，乌梅生津止渴，柴胡、知母清热滋阴，共奏滋阴清热，凉血活血之效。

# 大青膏

**组成：** 乌蛇（去头尾，酒浸炙），全蝎（十枚，去头足），蜈蚣（五条，去头足，炙），钟乳粉（要真者火煅研极细末，水飞净，五钱），青黛、丁香、木香、川附子（制，各五钱），白附子（面包煨熟，一两）。

**煎服法：** 共为末，蜜丸龙眼大。每服一丸，滚水下，连进二服立瘥。甚者灸中脘五十壮。

**主治：** 治小儿吐泻后成慢惊，脾虚发搐，或斑疹后发搐。

【按】本方以乌蛇、全蝎、蜈蚣、白附子祛风定惊；钟乳粉、丁香、木香、附子温中补虚；青黛清热定惊，九药合用可祛风定惊，温中补虚，治疗慢惊风为主。


# 碧霞散


**组成**：猪牙皂角（炙去皮弦）、铜青（另研）、大黄（生用）、金线重楼（即金线钓虾蟆，制法见后，各五钱）。

**煎服法**：上为末。每服一钱，小儿三五分，白汤灌下。牙关紧者，鼻中灌下，吐痰立愈。

**主治**：治痰涎壅盛卒仆，或发惊搐，一切急症，服此吐痰。

**【按】**皂角祛痰止咳，开窍通闭；铜青涌吐风痰；大黄破瘀除痰；重楼凉肝定惊，四药合用，可祛痰开窍，凉肝定惊。


# 万灵膏


**组成**：香附（一两），青皮、川黄连、肉桂、巴豆（去油）、砂仁、肉果（各五钱）。

**煎服法**：上为末，醋糊丸黍米大。每用三五七丸温水下。

**主治**：治小儿疳瘦腹胀，水泻多消。

**【按】**香附理气宽中，青皮破气消积，黄连厚实肠胃，肉桂温中散寒，巴豆温肠泻积，砂仁温脾止泻，肉豆蔻温中行气，七药合用可温脾消积，理气止泻。


# 育婴丹


组成：上好白蜡（一两二钱，入铫炖化，倾入碗内七次），朱砂（飞净，一钱，心疳用之），赤石脂（一钱，火煅，脾疳用之），青黛（一钱，肝疳用之），寒水石（一钱，用泥罐上下盖定火煅，肺疳用之），牡蛎（一钱，火煅，肾疳用之）。

煎服法：先将白蜡研碎，后加各经引药，共研细末，分作十帖。每用鸡蛋一枚，开一小孔，去黄留清，入药一帖，搅匀，纸封口，或蒸，或用火煨，任意食之，酒饭无忌。

主治：治小儿面黄肚大，青筋作泻及五疳诸积，健脾进食。

【按】本方以白蜡厚肠杀虫，朱砂为心经引经药，赤石脂为脾经引经药，青黛为肝经引经药，寒水石为肺经引经药，牡蛎为肾经引经药，故可治疗五疳诸积。


# 抑青饼


组成：防风、薄荷、桔梗（炒，各一两），甘草（炙）、青黛（净，各五钱），冰片（四分）。

煎服法：共为末，蜜丸芡实大，或捏作饼姜汤下。

主治：治小儿惊风，清膈化痰，降热火。

【按】本方以防风祛风解痉，薄荷清热疏肝，桔梗祛痰利咽，甘草清热祛痰，青黛清热定惊，冰片解郁通窍，六药合用可清热定惊，平肝祛痰。

# 朱砂丸

组成：半夏（制）、辰砂（各五钱），杏仁（三十粒，去皮）。

煎服法：共为末，蒸饼丸梧子大。每服十丸，或五七丸，食后薄荷汤下。

主治：治小儿膈热消痰。

【按】本方以半夏燥湿祛痰，朱砂清心解毒，杏仁宣肺祛痰又可润肠通便，使得热从下解，三药同用以治胸膈热痰。

# 醒脾丸

组成：川乌（五两，姜汁浸去黑皮，切片），大蒜（三两，煨去皮）。

煎服法：共为末，醋糊丸梧子大。每服二十丸，米饮下，小儿量减。

　　**主治：**治久疟不瘥。

　　**【按】**窦材认为疟疾只有脾疟、胃疟之分。本方主治脾疟，故名醒脾丸，本方以乌头温中通脉，大蒜解毒杀虫，以治脾疟。

# 夺命丹

　　**组成：**川乌（酒煮）、苍术（米泔浸，各四两）。

　　**煎服法：**共为末，酒糊丸梧子大，空心服十五丸，忌见风，暖盖出汗。

　　**主治：**治中风左瘫右痪半身不遂，口眼㖞斜，言语謇涩。

　　**【按】**本方以乌头祛风除湿，温经通络；苍术健脾燥湿。半身不遂与口眼㖞斜多责之于阳明，且该病气血不通，故在调节脾胃基础上需温经通络。

# 脱衣散

　　**组成：**附子、硫黄（各五钱）。

　　**用法：**共为末，姜汁调，以茄蒂蘸擦三四次痊愈。

　　**主治：**治汗斑及紫白癜风。

【按】本方为外用药，汗斑、紫白癜风等症多因风湿侵袭肌肤腠理所致，导致局部气血运行失调，故以附子祛风除湿，硫黄外用可解毒杀虫疗疮，对真菌感染疾病有较好疗效。


# 百花散


**组成：**川乌五两捣为末。

**用法：**凡一切疮毒，以麻油调涂，湿者干糁，耳中出水吹入，牛马六畜疮皆可治。人家合酱入此末五钱，不生虫蛆。

**主治：**治腿肚血风臁疮，小儿蝼蛄疖，或耳底出脓，瘰疬痔漏。

【按】本方为外用药，乌头可祛风除湿，温经止痛，皮肤病多因风邪湿邪所致，故此方外用作用甚广。


# 附：金线重楼治证


金线重楼俗名金线钓虾蟆，采得去外黑粗皮，用石头打碎，勿见铁器。

晒干为末，小罐收贮。凡一切要吐痰涎之证，用代瓜蒂最妙。

一治风痰结胸，用一钱，阴阳水和服，吐去痰即愈。

一治伤食成疟疾者，用一钱，临发，空心水和服，一吐即愈。

一治噤口痢疾，凉水和服一钱，吐痰即愈。

# 服金液丹各证引药

虚劳白汤下，或姜汤下。

骨蒸潮热地骨皮汤或炒胡黄连五分煎汤，或丹皮汤下。

吐血茅根汤或藕节汤下。

消渴乌梅汤或石膏汤下。

肺胀真苏子汤下。

中满陈皮汤或木香汤或芥菜汤下。

水肿车前子汤或木通汤下。

休息痢白者，用臭椿根皮汤下，红者用鸡冠花汤下。

脾泄车前子炒焦煎汤下。

注下木通汤下。

大便闭芒硝煎汤下。

小便闭木通汤下。

尿血山栀木通汤下，或灯心竹叶汤下。

霍乱藿香汤下。

吐泻生姜灯心汤下。

尸厥姜汤下。

气厥真苏子汤下。

阴证附子汤下。

阴毒黄芪汤或附子汤下。

目中内障木贼菊花汤下。

心下作痞，枳实桔梗汤下。

心胃痛延胡索汤或酒下。

胃寒米谷不化，干姜麦芽汤下，两胁急痛青皮汤下。

肚腹痛甘草白芍汤下。

脐腹痛麦芽汤下。

小腹痛小茴香汤下。

膀胱疝气小茴桔核汤下。

女人子宫虚冷姜汤下。

赤带地榆汤下。

白带樗白皮汤或白果炒煎酒下。

小儿急惊风金银花汤下。

慢惊风人参汤下。

一切疑难之证俱用姜汤下。


# 神治诸般风气灵膏


红砒一斤入罐化汁，用金头蜈蚣、全蝎末投砒内，以砒不起烟为度。又以砒用槐角子一斗煮三昼夜，水干为度，上以土筑实，封固，火煅锅通红，死砒脆白化成汁。用砒一两，配前金液丹一两，共研为末，摊于膏药贴患处。

# 汗斑神效方

　　黑芝麻一撮，碱汁半杯（按字书无"碱"字，系俗人所造，正写当作"碱"字。）

　　将芝麻研细入碱汁，煎数沸，搽之即愈。

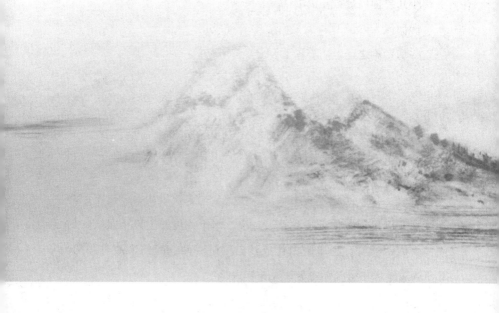

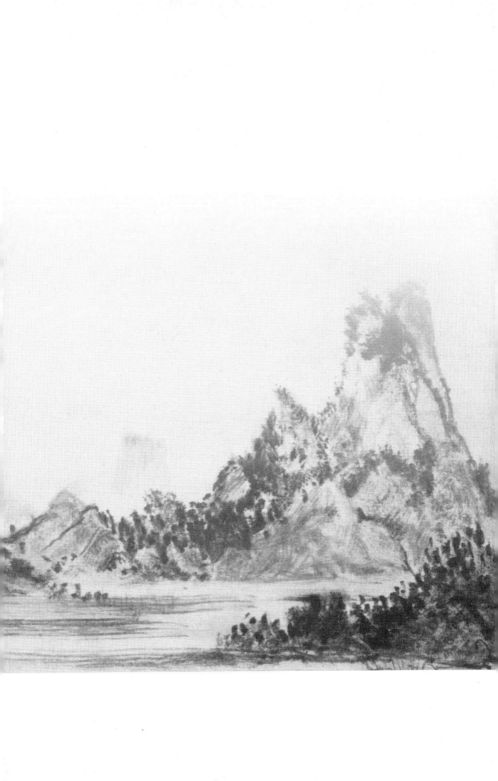

下篇

临证治验

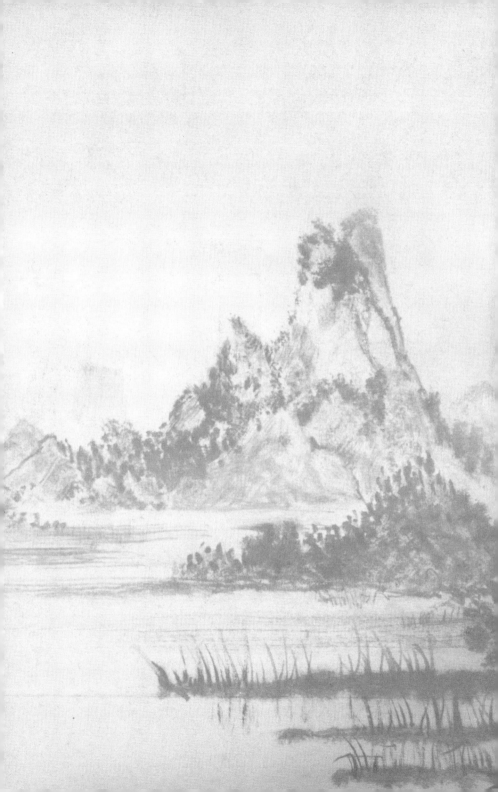

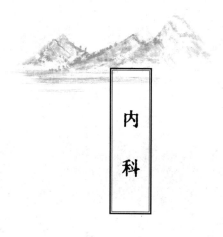

内 科

# 伤寒

伤寒六脉浮紧，呻吟不绝，足指温者，阳也；忌服凉药，恐变为阴，害人性命。至六日发烦躁，乃阴阳换气，欲作汗也，服当归茯苓散，汗出而愈。

六脉紧大，或弦细，不呻吟，多睡耳聋，足指冷，肢节痛，发黄，身生赤黑靥，时发噫气，皆阴也，灸关元三百壮，服金液丹、姜附汤，过十日半月，出汗而愈。若不早灸，反与凉药者，死。（辨别阴阳不止于此，然熟体此二条则治伤寒证误谬亦少。其灸法虽不能遍行，若贫家无力而遇难起之病，不能备参药，勉告以灸能活命，倘肯依从，未必非仁术之一端。予每见时疫盛行之际，乡陬死者比户，心切怜之，倘尽心力并合丹药以济之，不特已身蒙福，子孙亦必昌大。）

若吐逆而心下痞，灸中脘五十壮。若微微发颤者，欲作汗，服姜附汤而愈。若少年壮实之人，伤寒至五六日，发狂逾垣上屋，胃中有积热也，服大通散，轻者知母散亦愈。

【按】伤寒六脉浮紧，应服麻黄汤发汗解表，忌服凉药转下，"至六日发烦躁，乃阴阳换气，欲作汗也"，此乃汗下之后，导致亡阳假热之烦躁，属虚，与大青龙之烦躁不同，窦材所言与《伤寒论》69条："发汗，若下之，病仍不解，烦躁者，茯苓四逆汤主之"类似，其言当归茯苓散，笔者目前未找到相关方剂，应与茯苓四逆汤成分类似。第二段言之伤寒阴证为少阴证，故用关元大剂量艾灸以补肾阳，服金液丹、姜附汤也是此理。第三段前言太阴证，故艾灸中脘，微微发颤者，欲作汗乃肌肉瞤动，故也可用姜附汤治疗。最后言阳明腑实证，窦材用大通散治疗，大通散含有大黄、枳实、甘草，实为承气汤类方，后言"轻者知母散亦愈"，"斑疹"中言："余每遇热证，以知母五钱煎服，热即退，元气无损，此乃秘法。"知母散由知母、生姜组成，知母可清热泻火，又不至于苦寒败胃，生姜固护脾胃，故热证轻症可用知母散。

# 伤寒四经见证

伤寒只有四经，无少阳、厥阴二经。夫寒之中人，如太阳主皮毛，故寒邪先客此经；阳明主胃，凡形寒饮冷则伤之；太阴主脾，凡饮食失节，过食寒物则伤之；少阴主肾，寒水喜归本经也。故伤寒止有四经，若少阳、厥阴主肝胆，如忧思喜怒方得伤之，寒病最少。如耳聋囊缩者，少阴也，寒热口苦，乃阳病也，此四证俱不宜用寒凉药也。（言无少阳厥阴二经，非通论也，时医见寒热口苦，耳聋胁痛，干呕吐逆，不辨阴阳，不审虚实，动云少阳，首尾小柴胡和解以为稳妥，不知虚阳提越，内阴愈甚，变为躁扰不安，胸膈痞闷，口渴谵妄，脉体弦急；更云内热已深，轻则泻心、白虎，重则陷胸、承气，不至冰脱不已。至若厥阴，标阴本风，中见火化，证来错杂，人多不识，误死者多矣。）

【按】窦材认为伤寒辨表里寒热即可，虽有半表半里，寒热错杂，只要辨证精准，仍可通过伤寒四经治疗。太阳、少阴互为表里，易于被外感寒邪所伤，阳明、太阴互为表里，易于被过食寒凉所伤，故四经不宜用寒凉药。

# 太阳见证

太阳寒水，内属膀胱，故脉来浮紧，外证头疼发热，腰脊强，惟服平胃散，至六七日，出汗而愈。盖胃气不虚，传遍经络自愈也。仲景以为阳证，乃与凉药随经而解，反攻出他病，甚者变为阴证，六脉沉细，发厥而死，急灸关元，乃可复生。如本经至六七日发战者，欲作解而阳气少也，服姜附汤出汗而愈。（仲景圆机活法，论中救误者甚多，何尝能误人哉！其误人者，乃后人误用仲景法而误之耳，于仲景何尤。）

【按】先言太阳见证，与《伤寒论》同，其言以平胃散治之，该平胃散并非神方中的平胃汤，神方平胃汤用于治老人气喘咳嗽，并非用于伤寒，此处平胃散具体药物未知，也可能是《太平惠民和剂局方》中的平胃散，也有可能是《博济方》中的平胃散，神方"金液丹"言"余幼得王氏《博济方》"，故有可能受到其影响，亦有可能是其他组成，现不可考，但应为补益胃气的方剂，窦材此种治法应为《伤寒论》第8条的发挥，"太阳病，头痛至七日以上自愈者，以行其经尽故也，若欲作再经者，针足阳明，使经不传则愈"，但太阳证可用麻黄、桂枝汤方治疗。其言"仲景以为阳证，乃与凉药随经而解"，太阳病属阳，但并非与之凉药，如误用凉药，则可能变为阴证，若欲发厥而死者，急灸关元以复阳气。最后言太阳病至六七日发战，此为邪正交争，恐邪气内陷，故窦材以姜附汤补足正气。

# 阳明见证

阳明燥金内属于胃，六脉浮紧而长，外证目痛发热，手足温，呻吟不绝，服当归柴胡汤、平胃散。仲景反言热深厥亦深，此误也。若果发昏厥，两目枯陷不能升者，急灸中脘五十壮，渐渐省人事，手足温者生，否则死。（仲景厥阴证中，有厥热多寡之论，不过验邪正之进退，察阴阳之消长，示人为治之活法，无偏无倚，何误之有。）

【按】《伤寒论·伤寒例》："尺寸俱浮者，太阳受病也，当一二日发。以其脉上连风府，故头项痛，腰脊强。尺寸俱长者，阳明受病也，当二三日发。以其脉夹鼻，络于目，故身热、目疼、鼻干、不得卧。"《伤寒论》第 231 条："阳明中风，脉弦浮大而短气，腹都满，胁下及心痛，久按之气不通，鼻干，不得汗，嗜卧，一身面目悉黄，小便难，有潮热，时时哕，耳前后肿，刺之稍瘥。外不解，病过十日，脉续浮者，与小柴胡汤。"从窦材描述中看，此并非单纯阳明病，应属太阳阳明并病，且其言用当归柴胡汤治疗，此方"神方"有载，用于治疗伤寒头痛，发热恶寒，肢节痛，吐逆，以方测证，也不能单纯治疗阳明病，窦材所描述之阳明证，邪气尚未深入阳明，故用平胃散以防深入阳明。窦材言仲景热深厥亦深一句，应出自《伤寒论》第 335 条："伤寒，一二日至四五日，厥者必发热，前热者后必厥，厥深者热亦深，厥微者热亦微。厥应下之，而反汗者，必口伤烂赤。"此处厥为热厥，而非晕厥，白虎汤证即可出现四肢厥冷，因为热重伤津不能达于四肢所致，仲景所言应无误。窦材最后言"昏厥，两目枯陷不能升者……手足温者生"，说明昏厥时伴有手足厥冷，应已陷入阴分，故急灸中脘五十壮，渐渐省人事，以复阳气。

# 太阴见证

太阴湿土内属于脾，其脉弦紧，外证不呻吟，四肢不痛，身不甚热，时自汗自利，手足冷多痰唾，服保元丹、姜附汤，十日后汗出而愈。（此证温治若早，愈亦甚速，稍不审察，害人亦易。）又一证发黄生紫斑，咽干燥噫气者，此名阴燥、阴黄，服钟乳粉，十日后汗出而愈。庸医或误认阳证，凉之即死。

【按】本篇虽曰太阴见证，太阴病脉一般不为弦紧，其中症状虽包括太阴证，然其含有少阴在其中，故治法多从少阴治之，故多用保元丹、姜附汤治之。"神方"钟乳粉中言："一切虚病，能先于脐下灸三百壮，后服此药，见效如神。盖虚劳乃肾气欲脱，不能上荣于肺，此药是润肺生水之剂，后因邪说盛行，以致此药隐闲。"可见钟乳粉可润肺生水，故可治疗阴燥、阴黄。

# 少阴见证

少阴君火内属于肾，其脉弦大，外证肢节不痛，不呻吟，但好睡，足指冷，耳聋、口干、多痰唾，身生赤黑靥，时发噫气，身重如山，烦躁不止。急灸关元三百壮，内服保元丹、姜附汤，过十日汗出而愈。若作阳证，误服凉药，以致发昏谵语，循衣摸床，吐血脉细，乃真气虚，肾水欲涸也。仲景反曰：急下之，以救肾水，此误也。真气既虚，反用凉药，以攻其里，是促其死也。急灸关元三百壮，可保无虞。（少阴本热标寒而又中见太阳，本热之证，固不易治，况标阴为病，千头万绪，变态百出，令人接应不暇。然只在初时体察真切，用灸用温，亦非难事。良由初着一错，贻误到底，害人不少。至若无本热，而又无中见之太阳，一派阴寒，必死无疑。或速灸关元，重投丹附，亦在于觉之早，庶望其生。少阴误治而变诸败逆证，诚为费手。先生之论，专属形脏，故尚温补；仲景之论，惟言气化，故主承制。然论中用温者多，下者不过数条而已，况标本气化，今古难明，非神于仲景之法者不能，倘于急下证而误温，杀人反掌；急温证而误下，冤沉海底。嗟！嗟！医之为道诚难矣。）

【按】此处窦材治法无误，关元、保元丹、姜附汤三者正为住世之法，以治少阴证。至于后面窦材批判仲景之语，应出自《伤寒论》第 322 条："少阴病，六七日，腹胀不大便者，急下之，宜大承气汤。"成无己注曰："此少阴入腑也，六七日，少阴之邪入腑之时，阳明内热壅甚，腹满，不大便也。阳明病，土胜肾水则干，急与大承气汤下之，以救肾水。"本条历来医家有很大争议，笔者认为少阴三急下证下的都属阳明，属于少阴波及阳明，应无误。

# 伤风伤寒

脉浮为风，脉紧为寒，仲景分为两涂，故有麻黄、桂枝之说，此误也。然伤寒乃太阳本气受伤，不可大汗，但服姜附汤自愈，不必穿凿他求，以为精也。（浮风紧寒，古人通论，解肌发表，定法难磨，仲景不可訾也。至若紧而劲急，或微，或沉，神志稍失其常，形气不能振作，则先生之法，断不可缓。伤风轻浅之证，初起咽疼喉痛，鼻中火出，此风邪外伤毛腠，抑遏阳气，故现此耳。医者不明，误用寒凉，驯致重大。）

【按】历代医家宗仲景之法无不应手而愈，伤寒、中风用麻黄、桂枝无误。伤寒必然不能大汗，仲景言麻黄汤"覆取微似汗，不须啜粥，余如桂枝法将息"。自然仲景十分重视津液，窦材用姜附汤治疗伤寒，应与其认为补足正气，且附子可通十二经有关，但病本在表，何不汗而发之？后学需认真辨证。

# 挟食冷物

脉沉为胃气寒，紧为冷气盛，滑则食不消。其证头痛、发热、呕吐、心下痞，时或腹痛，服丁香丸、来复丹；若冷物不消，荜澄茄散；胃虚者，平胃散、理中丸。

【按】此均为方药治疗，具体方解已在神方中论述，此不赘述。艾灸亦可，可艾灸中脘，应少量艾灸，不可计量过大。


# 中湿


三四月间，人感潮湿之气，名曰湿病；或六七月，大雨时行，恣饮冰水冷物，亦名中湿，则令人寒热自汗。阳则脉紧，肢节痛，足指温，服术附汤；阴则脉沉而紧，肢节不痛，身凉自利，足指冷，服姜附汤。不可发汗，汗则必发烦躁，虚汗不止，或发黄肿。若服凉药，则泄泻而死。（先生于此证虽分阴阳，而用附子则一，今人于六七月之交，不辨是寒、是湿，或阴、或阳，动辄云暑，专用寒凉，及至发肿泻泄，而犹云暑毒未清，又行攻下，不至医杀不止，实可痛心。）

【按】窦材所治中湿，应属太阴及少阴证，太阴可用术附汤，少阴可用姜附汤。


# 阴毒


或肾虚人，或房事后，或胃发冷气，即腹痛烦躁，甚者囊缩，昏闷而死。急灸关元一百壮，内服姜附汤、保元丹可救一二。若迟则气脱，虽灸亦无益矣。（审证的确，即当速救，不可因循，致归绝路。）

【按】按窦材所言，阴毒主症为腹痛烦躁，甚者囊缩、昏闷，应属厥阴经病症，关元为足三阴与任脉交会穴，可三阴同调，按照脏腑辨证，亦可归于肾，故可用关元、姜附汤、保元丹以救肾气，固护先天之气。

# 老人伤寒

切忌发汗及吐下，盖元气盛，则邪不能为害，传遍经络自愈。仲景不敢补，反攻邪气，致正气受伤，误人多矣。凡遇此证，只用姜附汤多服，自然解散。（元虚而受攻伤正，何必老人，仲景医之圣者，宁不知此。）

【按】老人虽有虚人，但未必不可发汗及吐下，窦材言仲景不敢补，非也，小建中汤、新加汤等均属补剂，宽泛而言，桂枝汤也可属于补益方剂，伤寒动辄即用姜附，犹如杀鸡用牛刀，笔者认为用仲景之法无误。

# 阴阳换气

凡伤寒阳证欲作汗，阴证已加灸，真元欲复，与邪气分争，必发寒战，鼻齄昏迷，牙关微紧，四肢微厥，乃阴阳换气也。一二时辰，自然腋下汗出而愈。（阴阳换气，即今之所谓战汗，须预告病家，令其不必惊骇，否则阖室苍惶，谤言蜂起，彼时一剂误投，遂有生死之判。）

【按】胡钰参论言"阴阳换气，即今之所谓战汗"，乃邪正交争而起，窦材言阴证已加灸，应已艾灸关元穴，正气得复，故言"一二时辰，自然腋下汗出而愈"，腋下乃少阴之位，腋下汗出可知阳气胜邪。

# 伤寒谵语

凡伤寒谵语，属少阴，仲景属阳明误也。阳明内热必发狂，今止谵语，故为少阴。（仲景皆指神虚，未尝不属少阴也。）急灸关元三百壮，若灸后，仍不止者死。

【按】谵语阳明、少阴皆可有，《伤寒论》第284条："少阴病，咳而下利，谵语者，被火气劫故也，小便必难，以强责少阴汗也。"必须辨证精准，如胃有燥屎，艾灸关元病情恐更为严重。

# 伤寒衄血

凡鼻衄不过一二盏者，气欲和也，不汗而愈。若衄至升斗者，乃真气脱也，针关元入三寸，留二十呼，血立止；再灸关元二百壮，服金液丹。不然恐成虚劳中满。（当解、当清、当温、当补，审证施治，庶几无误。）

【按】关元针法仅见于血症，详解在中篇已有论述，此先针后灸，以针救其急，血止，艾灸关元以复阳气，不然恐成虚劳。

# 劳复

伤寒瘥后，饮食起居劳动则复发热。其候头痛、身热、烦躁，或腹疼，脉浮而紧，此劳复也。服平胃散、分气丸，汗出而愈。若连服三四次不除者，此元气大虚故也，灸中脘五十壮。（劳复证仲景数方，用须斟酌，第一须审邪气之有无，辨寒热之多寡，以施治则无误矣。）

【按】此病的证治与"阳明见证"相近，《诸病源候论·温病劳复》："谓病新瘥，津液未复，血气尚虚，因劳动早，更生于热，热气还入经络，复成病也。"《伤寒论·辨阴阳易差后劳复病脉证并治》："伤寒差以后，更发热，小柴胡汤主之。脉浮者，以汗解之；脉沉实者，以下解之……病人脉已解，而日暮微烦，以病新差，人强与谷，脾胃气尚弱，不能消谷，故令微烦。损谷则愈。"故窦材以平胃散、分气丸行气补脾，若方药效不佳，则艾灸中脘，以恢复脾胃之气。

# 汗后大便下赤水或脓血

此乃胃中积热未除，或服丹附而致，宜服黄连当归芍药汤，下脓者，如圣饼化积而愈。《经》云：热虽甚不死。若阴气盛则杀人于顷刻，戒之。（热药之过，一凉可解，凉药之误，十热难瘳。又积热易解而易治，沉阴难愈而难明，临证之工大宜体认。）

【按】此病病因病机为胃中积热未除，或服丹附导致胃中有热故汗后大便下赤水或脓血，窦材用黄连当归芍药汤治疗，神方中只载有当归芍药汤，治疗中暑下血，血痢腹痛，与本症相近，故笔者认为黄连当归芍药汤当是当归芍药汤加黄连而成，以祛胃中之热。《经》云：热虽甚不死"应出自《素问·热论》："人之伤于寒也，则为病热，热虽甚不死；其两感于寒而病者，必不免于死。"其后言"若阴气盛则杀人于顷刻"，胡钰参论曰："热药之过，一凉可解，凉药之误，十热难瘳。又积热易解而易治，沉阴难愈而难明"，窦材重视阳气的思想体现得淋漓尽致。

# 汗后发噎

由于脾肾虚弱，冷气上奔也，服姜附汤、来复丹。（此症当是发呃，若噎证无死人之理，观后二案可见。）

【按】汗后发噎此乃太阴、少阴证也，"太阴见证"与"少阴见证"中均有所提及，姜附汤善治伤寒阴证，配以来复丹，"神方"中言来复丹可治伤寒阴证，且其中陈皮、青皮可治疗噎气，可谓标本兼治。

【治验】

一人伤寒至八日，脉大而紧，发黄，生紫斑，噎气，足指冷至脚面，此太阴证也，最重难治。为灸命关五十壮、关元二百壮，服金液丹、钟乳粉，四日汗出而愈。

【按】此病乃伤寒，相关论述见于"太阴见证"，此不赘述。

一人患伤寒至六日，脉弦紧，身发黄，自汗，亦太阴证也。先服金液丹，点命关穴。病患不肯灸，伤寒唯太阴、少阴二证死人最速，若不早灸，虽服药无效。不信，至九日泻血而死。（不听良言，往往至此，及至证变而下血，俗医犹谓硫黄热迫，痛为排挤，反用寒凉，以下石，至死众口啾啾，总咎热药之害，婆心遭谤，不一而足，然有天道，何恤人言。）

【按】该治验言"亦太阴证",可见上一治验也是太阴证,病情严重者应艾灸命关穴,因脾乃太阴,但病患不肯灸,只得点按命关穴,最后泻血而死,可见相同穴位,刺激方法不同,效果差距很大,这也是贾春生教授多年致力于"刺灸法效应特异性"的意义所在。

一人病伤寒至六日,微发黄,一医与茵陈汤。次日,更深黄色,遍身如栀子,此太阴证误服凉药而致肝木侮脾。余为灸命关五十壮,服金液丹而愈。(伤寒发黄,虽有阴阳之异,然脾家阴湿而为阴黄者多,不可不知。)

【按】此黄疸应为阴黄,应用茵陈术附汤治疗,阳黄用茵陈蒿汤则无误,故用艾灸命关穴治疗太阴之证,服用金液丹固护正气。

一人患伤寒,初起即厥逆,脉一息八九至,诸医以为必死,余曰:乃阴毒也,与姜附汤一盏,至半夜,汗出而愈。若以脉数为热,下凉药,必死无疑。(俗医视此,必以为瘀证,禁服官料药,专行焠刺,纵饮冷水,不致冰脱不已。)

【按】此病窦材辨为阴毒,治法与上述"阴毒"同,此不赘述。

# 肺伤寒

肺伤寒一证,方书多不载,误人甚多,与少阴证同,但不出汗而愈,每发于正二腊月间,亦头疼,肢节痛,发热恶寒,咳嗽脉紧,与伤寒略同,但多咳嗽耳。不宜汗,服姜附汤,三日而愈。若素虚之人，邪气深入则昏睡谵语，足指冷，脉浮紧，乃死证也。急灸关元三百壮，可生，不灸必死，服凉药亦死，盖非药可疗也。（肺伤寒之证，今人多认为重伤风，非温平误事，即寒凉杀人。予于此证略有分晓，然不免因人检点，苟遇知己用之无疑，应酬通治，不过姜甘桂辛而已。设概用姜附，往往遭人谤毁。）

【按】窦材言之肺伤寒乃少阴证，后述症状像太阳证，但多咳嗽，后辈需多审详，其言用姜附汤治疗，神方中用五膈散专治肺伤寒，若阳气大虚，则急灸关元三百壮，以救少阴，补益阳气。

【治验】

一人患肺伤寒，头痛发热，恶寒咳嗽，肢节疼，脉沉紧，服华盖散、黄芪建中汤，略解。至五日，昏睡谵语，四肢微厥，乃肾气虚也。灸关元百壮，服姜附汤，始汗出愈。（此证与雍正六年自春徂夏时气大同，时俗皆禁服药，药则有误，不知非药误人，乃庸人不明此理，妄投凉药之误耳。苟具只眼，焉得有误。）

【按】本为少阴之证，服华盖散、黄芪建中汤仅可对症治疗，略不对症，故症略解，而少阴之证未解，导致昏睡谵语，四肢微厥，故灸关元百壮，服姜附汤以治少阴。

# 虚劳

此病由七情六欲，损伤脾肾，早尚易治，迟则难愈，必用火灸，方得回生。若用温平药及黄芪建中、鳖甲饮之类，皆无益于病，反伤元气。其证始则困倦少食，额上时时汗出，或自盗汗，口干咳嗽，四肢常冷，渐至咳吐鲜血，或咯血多痰，盖肾脉上贯肝膈，入肺中，肾既虚损，不能上荣于肺，故有是病，治法当同阴证治之。先于关元灸二百壮，以固肾气，后服保命延寿丹，或钟乳粉，服三五两，其病减半，一月全安。若服知、柏、地黄、当归之属，重伤脾肾，是促其死也，切忌房事。然此病须早灸，迟则无益，丹药亦不受矣，服之反发热烦，乃真脱故也，若童男女得此病，乃胎秉怯弱，宜终身在家，若出嫁犯房事，再发必死。

【按】虚劳之病，病位在脾肾，故用关元治之，《金匮要略·血痹虚劳病脉证并治》："虚劳里急，诸不足，黄芪建中汤主之。"鳖甲饮可能出自《丹台玉案》，主治病后劳复，邪热未除，房劳虚损，一切骨蒸，但《丹台玉案》为明代书籍，似不会出现于窦材书中，待考。黄芪建中之虚劳乃中焦虚寒之虚劳里急证，且后治验窦材也多用此方，鳖甲饮之虚劳乃阴虚发热之证。

【治验】

一人病咳嗽，盗汗，发热，困倦，减食，四肢逆冷，六脉弦紧，乃肾气虚也。先灸关元五百壮，服保命延寿丹二十丸，钟乳粉二钱。间日，服金液丹百丸，一月全安。

一人病咳嗽，证脉与上条同，但病患怕灸，止服延寿丹五十粒，金液丹百粒，钟乳粉二两，五日减可，十日脉沉缓，乃真气复也。仍服前药，一月全安。盖此病早治，不灸亦可，迟必加灸，否则难治。

一幼女病咳嗽，发热，咯血，减食。先灸脐下百壮，服延寿丹、黄芪建中汤而愈。戒其不可出嫁，犯房事必死。过四年而适人，前病复作。余曰：此女胎禀素弱，只宜固守终老。不信余言，破损天真，元气将脱，不可救矣。强余丹药服之，竟死。

一人额上时时汗出，乃肾气虚也，不治则成痨瘵，先灸脐下百壮，服金液丹而愈。

一人夜多虚汗，亦肾气虚也，服全真丹、黄芪建中汤而痊。

一妇人产后虚汗不止，乃脾肾虚也，服金液丹、全真丹、当归建中汤而愈。凡童男女秉气虚、多汗者，亦同此治。

一人每日四五遍出汗，灸关元穴亦不止，乃房事后，饮冷伤脾气，复灸左命关百壮而愈。

一妇人伤寒瘥后转成虚劳，乃前医下冷药，损其元气故也。病患发热咳嗽、吐血少食，为灸关元二百壮，服金液、保命、四神、钟乳粉，一月全愈。（脾肾者先后天之本与元也，虚劳之病虽有五脏之殊，其原皆由于脾肾受病，而脾肾之治殊难见效，不知肾之元于生阳，脾之本于焦火，温温不息，元本日充，自然真水流行，津液四布，神精内守，烟焰不生，五脏无偏颇之虞，水火有交济之益，何难治之有哉！奈何世人不察，习用寒凉不败不已。间有知脾肾之当保者，不过玉竹、沙参、生脉、六味温平之剂而已，知先生之法者有几人哉！但恨起石无真，钟乳多伪，合丹救济亦属徒然，惟有艾火庶可求全，人又不肯耐疼忍痛，应名数痏，此证之获愈者，所以千百而无一二也。予具热肠，动违庸俗，明知难起之疾，勉投桂附，十中亦起一二，其终不愈者，不免多口之来，予亦无庸置辨，彼苍者天，谅能默鉴予救世之衷也。因略举治愈数人，附记于后，以为吾党型式，俾知温补之可以活人，而不为流俗所惑，不因谤毁缩手也。）

（友人沈蔼昌兄，因患伏兔疽，脓血过多，有伤元本，变为虚劳，服滋阴剂过多，喘急吐血，饮食少进。予诊之脉弦急，有七八至，面色纯青，喘咳气急，卧难着席，身热汗出，涎沫不收，虚脱之证已悉见矣。又贫乏无力用参，乃予建中，重投芪桂，一服而喘定安眠，涎沫与血俱减大半，第病久而脾肾过伤，胃气难复，投桂附加参钱许，月余而瘥。）

（王在庭之室，病虚劳十余载，喘促吐沫，呕血不食，形体骨立，诸医束手，延予诊视，见其平日之方，皆滋阴润肺，温平之剂。予曰：以如是之病，而乃用如是之药，自然日趋鬼趣，焉望生机，独不思仲景云咳者则剧，数吐涎沫，以脾虚也。又昔贤云：肾家生阳，不能上交于肺则喘。又云：脾虚而肺失生化之原则喘。今脾肾败脱用药如此，焉望其生。乃重投参芪姜附等二剂而喘定，缘泄泻更甚再加蔻十余剂而病减十七；又灸关元，因畏痛只灸五十壮，迄今十余年而形体大健矣。）

（一中年妇，夜热咳嗽，本小疾耳，为张李二医合用滋阴退热药月余，致面青脉急，喘促，吐血呕沫日数升，饮食不进，二医束手覆而不治，予为重用参附十余剂而安。此非其本原受亏，乃药误所致，故收功易也。）

【按】上述治验均属脾肾两虚，先艾灸关元，如效果不佳，加灸命关。方药以补益肾气为主，也有脾肾双补之方药，如全真丹。

# 中风

此病皆因房事、六欲、七情所伤。真气虚，为风邪所乘，客于五脏之俞，则为中风偏枯等证。若中脾胃之俞，则右手足不用；中心肝之俞，则左手足不用。大抵能任用，但少力麻痹者为轻，能举而不能用者稍轻，全不能举动者最重。邪气入脏则废九窍，甚者卒中而死。入腑则坏四肢，或有可愈者。

治法：先灸关元五百壮，五日便安。次服保元丹一二斤，以壮元气；再服八仙丹、八风汤则终身不发。若不灸脐下，不服丹药，虽愈不过三五年，再作必死。然此证最忌汗、吐、下，损其元气必死。大凡风脉，浮而迟缓者生，急疾者重，一息八九至者死。（中风之证，古方书虽有中脏、中腑、中经脉之别，然其要不过闭证与脱证而已。闭证虽属实，而虚者不少，或可用开关通窍行痰疏气之剂。关窍一开，痰气稍顺，急当审其形脏，察其气血，而调治之。更视其兼证之有无，虚实之孰胜，或补或泻；再佐以先生之法，庶几为效速，而无痿废难起之患矣。至若脱证，唯一于虚，重剂参附或可保全，然不若先生之丹艾为万全也。予见近时医家，脱证已具三四，而犹云有风有痰，虽用参附而必佐以秦艽、天麻、胆星、竹沥冰陷疏散。是诚不知缓急者也，乌足与论医道哉。）

【按】窦材言中风很有临床意义，将中风归结于真气虚，从本治疗，故艾灸关元，《窦材灸法》曰："中风病方书灸百会、肩井、曲池、三里等穴多不效，此非黄帝正法。灸关元五百壮，百发百中。"灸百会等穴在《黄帝明堂灸经》有载："凡人不信此法，或饮食不节，酒色过度，忽中此风，言语謇涩，半身不遂，宜于七处一齐下火，各灸三壮。如风在左灸右，在右灸左。一、百会穴。二、耳前发际。三、肩井穴。四、风市穴。五、三里穴。六、绝骨穴。七、曲池穴。上件七穴，神效极多，不能具录，依法灸之，万无一失也。"此为按部取穴，也并无不妥。后言"若中脾胃之俞，则右手足不用；中心肝之俞，则左手足不用"值得注意，笔者认为也可反过来使用，若右手足不用，灸脾胃之俞；左手足不用，则灸心肝之俞。后言疾病轻重的判断，明显判断的是肌力，对于此病可认真学习康复学相关知识，对中风的治疗大有裨益。文中言"再服八仙丹、八风汤则终身不发"，窦材神方中只有八仙丸，并非用于中风，笔者认为应为八风丹，因神方八风丹有言"服八风汤，再服此丹，永不再发"。

**【治验】**

一人病半身不遂，先灸关元五百壮，一日二服八仙丹，五日一服换骨丹，其夜觉患处汗出，来日病减四分，一月痊愈。再服延寿丹半斤，保元丹一斤，五十年病不作。千金等方，不灸关元，不服丹药，惟以寻常药治之，虽愈难久。

**【按】**此处八仙丹也应为八风丹之误，窦材言"千金等方，不灸关元，不服丹药，惟以寻常药治之，虽愈难久"，目的是让医者重视元气，治病必求于本。

一人患左半身不遂，六脉沉细无力。余曰：此必服峻利之药，损其真气，故脉沉细。病者云：前月服捉虎丹，吐涎二升，此后稍轻，但未全愈耳。余叹曰：中风本因元气虚损，今服吐剂，反伤元气，目下虽减，不数日再作，不复救矣，不十日果大反复，求治于余，虽服丹药竟不能起。

**【按】**捉虎丹首见于《黄帝素问宣明论方》，为刘完素所作，此方原名"一粒金丹"，用于治疗腰膝走注疼痛，但此方应非吐剂，此方或另有所指。此案警示后人中风病不可妄用吐泻之法，不可损伤元气。

# 风狂

此病由于心血不足，又七情六欲损伤包络，或风邪客之，故发风狂，言语无伦，持刀上屋。

治法：先灌睡圣散，灸巨阙二三十壮，又灸心俞二穴各五壮，内服镇心丹、定志丸。（此证有阳明脉盛而为热狂者，清凉可愈也；有暴折而难决为怒狂者，夺其食则已，治之以生铁落饮，二证皆狂之实者也。然虚证常多，不可误治，设一差讹，害人反掌。有心血不足而病者，有肾水亏损而病者，有神志俱不足而病者，有因惊恐而病者，有因妄想而病者，是皆虚证，体察而治，斯无悖矣。）

【按】此病为心神疾患，故艾灸心之俞募穴，直捣黄龙。文中所言镇心丹应为"神方"中镇心汤，治疗心气不足，为风邪鬼气所乘，狂言多悲，梦中惊跳。定志丸文中不载，笔者认为应为"神方"中远志丸，治疗心气不足，多悲，健忘，精神皆默，手颤脚搐，多睡。远志丸又名定志丸（《古今录验》引陈明方），开心丸（《医心方》卷二十六引《医方门》）。

【治验】

一人得风狂已五年，时发时止，百法不效。余为灌睡圣散三钱，先灸巨阙五十壮，醒时再服；又灸心俞五十壮，服镇心丹一料。余曰：病患已久，须大发一回方愈。后果大发一日，全好。

【按】窦材言"病患已久，须大发一回方愈"，应为火郁发之，透发即风狂大作，发后即愈。

一妇人产后得此证，亦如前灸服姜附汤而愈。

【按】治病时刻不忘固护阳气，产后肾气虚弱，故服用姜附汤。

# 洗头风

凡人沐头后，或犯房事，或当风取凉，致贼风客入太阳经，或风府穴，令人卒仆，口牙皆紧，四肢反张。急服姜附汤，甚者灸石门穴三十壮。（此证若无房事之伤，焉至于此，慎之！慎之！）

【按】此病为痉症，窦材认为乃元气不足所致，故服用姜附汤，固护元阳，使人神气得复，肾主志，主骨，齿为骨之余，经言"阳气者，精则养神，柔则养筋"，故肾之阳气不足则生此病。石门为丹田所在，故可回阳救逆。

# 水肿

此证由脾胃素弱，为饮食冷物所伤，或因病服攻克凉药，损伤脾气，致不能通行水道，故流入四肢百骸，令人遍身浮肿，小便反涩，大便反泄，此病最重，世医皆用利水消肿之药，乃速其毙也。

治法：先灸命关二百壮，服延寿丹、金液丹，或草神丹，甚者姜附汤，五七日病减，小便长，大便实或润，能饮食为效。唯吃白粥，一月后，吃饼面无妨，须常服金液丹，来复丹，永瘥。若曾服芫花、大戟通利之药，损其元气或元气已脱则不可治，虽灸亦无用矣。若灸后疮中出水或虽服丹药而小便不通，皆真元已脱，不可治也，脉弦大者易治，沉细者难瘥。

【按】水肿病位在脾，故以艾灸命关为主，甚者及肾，故可服用姜附汤，不可妄用通利之药，注意病情好转指征为五七日病减，小便长，大便实或润，能饮食为效，即水肿消减，小便增多，大便不溏，饮食尚可为度。且诊断预后方法皆需注意。

【治验】

一人四肢皆肿，气促，食则胀闷，只吃稀粥，余令日服金液丹百粒，至四日觉大便滑，再二日，乃令吃面食亦不妨，盖治之早也。

一妇人病面脚皆肿，饮食减少，世医皆作血虚治之，不效。余曰非血病，乃脾胃虚也，令日服延寿丹十粒、全真丹五十粒，至十日觉大便滑病愈。（俞翰林母七旬余，平日患咳喘痰红，常服滋阴凉润之剂，秋月忽患水肿，喘急难卧，日渐肿胀，饮食少进，进则气急欲死，诸医用药无效，乃延予治。六脉弦大而急，按之益劲而空。予曰：此三焦火气虚惫，不能归根，而浮于外，水随气奔，致充郭郭而溢皮腠，必须重温以化，否则不救。彼云：吾素内热，不服温补，片姜入口，痰即带红，先生所论故是，第恐热药不相宜也。予曰：有是病，服是药，成见难执。且六脉紧大，太阳已无根，无根即脱矣，此皆平日久服寒凉所致，若再舍温补不用，恐无生理，请辞。彼云：但不迫动血证，敢不从命。予以附桂姜萸十味，人参三钱，不三剂而腹有皱文，八剂全消，饮食如故，又二剂，而全愈，痰喘吐红旧证竟不发矣。）

（一妇因子远出，瓮飧不给，忧愁成病，变为水肿喘急，粥食不入者月余矣。友人见余，谈及此妇，乃谓予曰：肯做一好事否？予曰：既云好事焉敢违命。遂偕往。诊见其六脉欲绝，脐突腰圆，喘难着席，脾肾之败不可为矣。因处十味方，命服四剂，喘微定而肿渐消，觉思饮食，复诊其脉，微有起色，又四剂而肿消食进矣。嗟！嗟！若弃而不治，虽不由我而死，而实我杀之也，友人亦大快。）

【按】此两治验均为水肿轻症，故服丹药即可痊愈。


# 鼓胀

此病之源，与水肿同，皆因脾气虚衰而致，或因他病攻损胃气致难运化，而肿大如鼓也。病本易治，皆由方书多用利药，病患又喜于速效，以致轻者变重，重者变危，甚致害人。

黄帝正法：先灸命关百壮，固住脾气，灸至五十壮，便觉小便长，气下降。再灸关元三百壮，以保肾气，五日内便安。服金液丹、草神丹，减后，只许吃白粥，或羊肉汁泡蒸饼食之。瘥后常服全真丹、来复丹。凡鼓胀脉弦紧易治，沉细难痊。（此病若带四肢肿者，温之于早尚可奏功，若单腹胀而更青筋浮露者难治。苟能看破一切，视世事如浮云，置此身于度外，方保无虞，次则慎起居，节饮食，远房帏，戒情性，重温急补，十中可救二三。先生之丹艾，用之得宜，其庶几乎。）

【按】此病今为肝病，但窦材亦责之于脾肾，故艾灸命关、关元，其言只许吃白粥，或羊肉汁泡蒸饼食之，恐饮食生冷损伤脾气故也。关于本病所言"凡鼓胀脉弦紧易治，沉细难痊"，窦材多以脉定可治，决死生，可见深得扁鹊心法，其言三世扁鹊并非虚言。

【治验】

一人因饮冷酒吃生菜成泄泻，服寒凉药，反伤脾气，致腹胀。命灸关元三百壮，当日小便长，有下气，又服保元丹半斤，十日即愈，再服全真丹永不发矣。

【按】此案为腹胀，并非鼓胀，但其法一也。


# 暴注

凡人腹下有水声，当即服丹药，不然变脾泄，害人最速。暴注之病，由暑月食生冷太过，损其脾气，故暴注下泄，不早治，三五日泻脱元气。方书多作寻常治之，河间又以为火，用凉药，每害人性命。

治法：当服金液丹、草神丹、霹雳汤、姜附汤皆可，若危笃者，灸命关二百壮可保，若灸迟则肠开洞泄而死。（脾泄之病世人轻忽，时医亦邈视之，而不知伤人最速。盐商薛汝良，午间注泄，晡时即厥冷不禁，及余诊示已黄昏矣，两手脉皆绝，予曰病已失守，不可为矣。速灸关元，重投参附，竟不能救，先生之论，诚非谬也。）

【按】暴注有热有寒，不可不辨，寒性暴注可按窦材之法治疗，病位在脾，病情危笃可艾灸命关，轻症服用丹药。

## 【治验】

一人患暴注，因忧思伤脾也，服金液丹、霹雳汤不效，盖伤之深耳。灸命关二百壮，大便始长，服草神丹而愈。

# 休息痢

痢因暑月食冷，及湿热太过，损伤脾胃而致。若伤气则成白痢，服如圣饼、全真丹、金液丹亦可；若伤血则成赤痢，服阿胶丸、黄芩芍药汤。初起腹痛者，亦服如圣饼，下积血而愈，此其轻者也；若下五色鱼脑，延绵日久，饮食不进者，此休息痢也，最重，不早治，十日半月，害人性命。

治法：先灸命关二百壮，服草神丹、霹雳汤三日便愈，过服寒凉下药必死。（痢至休息无已者，非处治之瘥，即调理之误，或饮食之过，所以止作频仍，延绵不已，然欲使其竟止亦颇费手。有肺气虚陷者，有肾阴不足者，有脾肾两亏者，有经脉内陷者，有肝木乘脾者，有腐秽不清者，有固涩太早者，有三焦失运者，有湿热伤脾者，有生阳不足者，有孤阴注下者，有暑毒未清者，有阴积肠蛊者，有风邪陷入者，一一体察，得其病情，审治的当，自能应手取效。）

【按】《诸病源候论·痢病诸候》："休息痢者，胃脘有停饮，因痢积久，或冷气，或热气乘之，气动于饮，则饮动，而肠虚受之，故为痢也。冷热气调，其饮则静，而痢亦休也。肠胃虚弱，易为冷热，其邪气或动或静，故其痢乍发乍止，谓之休息痢也。"从窦材治法可以看出，赤痢、白痢治法迥异，赤痢用阿胶丸、黄芩芍药汤治疗，多为凉药，黄芩芍药汤出自刘完素之《素问病机气宜保命集》，此书撰于 1186 年，应在窦材之后，窦材具体生卒年份待考。休息痢在艾灸命关穴后，以丹药善后，丸者缓也。

**【治验】**

一人病休息痢已半年，元气将脱，六脉将绝，十分危笃。余为灸命关三百壮，关元三百壮，六脉已平，痢已止，两胁刺痛，再服草神丹、霹雳汤方愈，一月后大便二日一次矣。

**【按】**病人元气将脱，故在治疗休息痢的同时，需固护元气，故加灸关元。

一人病休息痢，余令灸命关二百壮病愈。二日，变泄下，一时五七次，令服霹雳汤二服，立止。后四肢浮肿，乃脾虚欲成水胀也，又灸关元二百壮，服金液丹十两，一月而愈。

**【按】**病患后四肢浮肿，虽为脾虚，仍可艾灸命关，但窦材选择又灸关元，因命关艾灸二百壮后，穴位疲惫，换穴以提高疗效。

# 内伤

由饮食失节，损其脾气，轻则头晕发热，四肢无力，不思饮食，脉沉而紧，服来复、全真及平胃散；重者六脉浮紧，头痛发热，吐逆、心下痞，服荜澄茄散，来复、全真而愈。若被庸医转下凉药，重损脾气，变生他病，成虚劳鼓胀泄泻等证，急灸中脘五十壮，关元百壮，可保全生，若服凉药速死。（内伤之证，饮食其一端也，又有劳倦郁怒，忧悲思虑，喜乐惊恐，恶怒奇愁，皆由七情不以次入，直伤五脏，更有由房室跌仆而成内伤者，临证之工，不可不察。）

【按】内伤之病多病在脾，本病时刻不忘固护元气，故无论病情轻重，均用来复、全真，不同的是病轻者用平胃散，病重者用荜澄茄散，一治偏于胃，一治偏于脾。若病情危笃，脾气虚损，则艾灸中脘以复胃气，关元固护元气，以保全生。

# 霍乱

霍乱由于外感风寒，内伤生冷，致阴阳交错，变成吐泻，初起服珍珠散二钱即愈，或金液丹百粒亦愈。如寒气入腹，搏于筋脉，致筋抽转，即以瓦煅烧热，纸裹烙筋转处，立愈。若吐泻后，胃气大损，六脉沉细，四肢厥冷，乃真阳欲脱。灸中脘五十壮，关元三百壮，六脉复生，不灸则死也。（霍乱之证，三焦失运，中土受伤。一时心疼腹痛，吐利频作，挥霍撩乱，烦剧不宁。大法温其三焦，调其中土，一剂可愈。至若厥冷无脉，非重用温补不可，否则转筋入腹而死。近世时医不云中暑，即言痧发，禁用官料，竟事凉冰，刺其廉英，针其曲泽，以大泄其血，不知脾胃受伤，中焦之荣血已竭，而复大泄之，譬下井而投以石也。此种医人罔顾人命，真野狼心虎腹人耶！存救人之心者，当须体察。）

【按】珍珠散为神方中治霍乱专用方，金液丹乃从元气着手治疗。有趣的是寒气入腹所致的筋抽转，窦材巧用熨法，《素问·血气形志》与《灵枢·九针论》："形苦志乐，病生于筋，治之以熨引。"《灵枢·经筋》："经筋之病，寒则筋急，热则筋弛纵不收，阴痿不用。阳急则反折，阴急则俯不伸。焠刺者，刺寒急也，热则筋纵不收，无用燔针。"可见窦材对《内经》的熟悉。若胃气大损，真阳欲脱，则艾灸中脘、关元。

# 暑月伤食泄泻

凡暑月饮食生冷太过，伤人六腑。伤胃则注下暴泄；伤脾则滑泄，米谷不化；伤大肠则泻白，肠中痛，皆宜服金液丹、霹雳汤，三日而愈。不愈则成脾泄，急灸神阙百壮。（神阙恐是命关之误。）《难经》虽言五泄，不传治法，凡一应泄泻，皆根据此法治之。

【按】泄泻伤及部位有胃、肠、脾，临床可根据症状辨证。胡钰参论曰神阙恐是命关之误，笔者认为无误，神阙治泄泻自古有之，效如桴鼓。

【治验】

一女人因泄泻发狂言，六脉紧数，乃胃中积热也。询其丈夫，因吃胡椒、生姜太多，以致泄泻，五日后发狂言，令服黄芩知母汤而愈。（平日恣啖炙爆，喜食椒姜，胃中积热者，有此一证，临证自明，然亦希遇。更有泻脱津液，致舌胎干燥，发热神昏，谵妄不宁者，此脾胃大虚，法当温补，若用寒凉，虚脱立见。）

【按】此为胃中积热之症，用凉药治疗，黄芩知母汤即神方中知母黄芩汤，治伤寒胃中有热，心觉懊恼。

# 痢疾

凡人多食生冷，湿热伤其脾胃，致成痢疾。初起服如圣饼子，下积而愈；若无大便，止下赤脓者，乃胃有大热伤血也，宜当归芍药汤、阿胶汤；若下白脓者，乃饮食冷物伤大肠也，服桃花汤、全真丹而愈；若腹痛发热昏睡，六脉洪数，纯泄赤脓，乃热气滞于肠胃也，名疳蛊痢，亦有错服热药而得者，服黄连丸，甚者大通散。（痢疾固当化积清热，香连、承气等方，用果得宜，何尝不应手而愈？若涉脾胃虚寒，经脉内陷，三焦失运而致者，又不可不以温补为要也，盖热药之误，易于转手，凉药之误，救治殊难。虚衷以应，临证误人自少。）

【按】此病本书中载有两次，下有"痢疾"："痢因积滞而成者，如圣饼化积而愈；暑热所伤，下赤而肿者，黄连丸；腹痛者，当归芍药汤；寒邪客于肠胃下白者，姜附汤、桃花丸。"

# 伤脾发潮热

此因饮食失节，损及脾胃，致元气虚脱，令头昏脚弱，四肢倦怠，心下痞闷，午后发热，乃元气下入阴分也，服全真丹、荜澄茄散，三月而愈。若服滋阴降火凉药，其病转甚，若俗医用下药，致病危笃，六脉沉细，灸中脘五十壮，关元一百壮，可保，迟则脾气衰脱而死。（庸医于此证，不知误杀天下多少苍生，而小儿为甚。午后发热，不曰潮热，便云阴虚；心下痞闷，不云食积，便云停痰。动辄寒凉，恣行消克，大人变为虚脱，小儿转为脾风，而犹曰风暑难清，痰热为害，及至垂毙，医者云人力已竭，病家云天数难挽，至死不悟，良可悲哉。）

【按】此病病在脾胃，故病初可服全真丹、荜澄茄散，若病重致元气虚脱，病情危笃，则脾肾同治，可灸中脘、关元。

# 呕吐反胃

凡饮食失节，冷物伤脾，胃虽纳受，而脾不能运，故作吐，宜二圣散、草神丹，或金液丹。若伤之最重，再兼六欲七情有损者，则饮蓄于中焦，令人朝食暮吐，名曰番胃，乃脾气太虚，不能健运也，治迟则伤人。若用攻克，重伤元气立死，须灸左命关二百壮，服草神丹而愈，若服他药则不救。（呕吐一证，先当审其所因，轻者二陈、平胃、藿香正气一剂可定；虚者六君、理中亦易为力；唯重者，一时暴吐，厥逆汗出，稍失提防，躁脱而死，不可不知。至于番胃，虽属缓证，治颇棘手，惟在医者细心，病患谨摄，治以丹艾，庶可获全，不然生者少矣。）

【按】此病明言病在脾，不在胃，故用二圣散止吐，草神丹补脾阳，若脾气太虚，可艾灸命关。

# 痞闷

凡饮食冷物太过，脾胃被伤，则心下作痞，此为易治，宜全真丹一服全好，大抵伤胃则胸满，伤脾则腹胀。

腹胀者易治，宜草神丹、金液、全真、来复等皆可服，寒甚者姜附汤。此证庸医多用下药，致一时变生，腹大水肿，急灸命关二百壮，以保性命，迟则难救。（此证乃《内经》所谓阳蓄积病死之证，不可以误治也。若腹胀，所谓脏寒生满病是也，苟不重温，危亡立至。）

【按】从此病可以看出病轻者可先用丹药，病重者用姜附汤，丸者缓也，汤者荡也，故大病需用姜附汤回阳救逆。若生变证导致腹大水肿，此为脾阳虚脱，故用命关穴艾灸治疗。

【治验】

一人因暑月食冷物，以致胸腹胀闷欲死，服金液丹百丸，少顷加全真丹百丸，即有气下降而愈。（夏月伏阴在内，一切冷物在所禁食，若不慎，而致伤者，不重剂温化，恶得不变。）

一小儿食生杏致伤脾，胀闷欲死，灸左命关二十壮即愈，又服全真丹五十丸。（生杏在大人尚不可食，况小儿乎！温中药内入些少麝香为妙。）

一人每饭后饮酒，伤其肺气，致胸膈作胀，气促欲死，服钟乳粉、五膈散而愈。若重者，灸中府穴亦好。服凉药则成中满难治矣。（酒后吃饭，中气不伤，若饭后饮酒，清气浊乱，所以致胀。）

【按】窦材辨证准确，若脾气受损需用命关，肺气受损需艾灸中府。

一人慵懒，饮食即卧，致宿食结于中焦，不能饮食，四肢倦怠，令灸中脘五十壮，服分气丸、丁香丸即愈。（修养书云：饭后徐徐行百步，自然食毒自消磨。食后即卧，食填中宫，升降有乖，焉得不病。）

【按】此人病在胃，导致不能进食，四肢倦怠，故又灸中脘而非命关。

# 中暑

　　凡此病脉大而缓，其候饮食不减，起居如常，但时发烦热，渴饮无度，此暑证也，易治，知母散一服便愈。

　　【按】中暑之暑邪，性热，故不宜艾灸，窦材每遇热症，常用知母以清热润燥，可见无偏不成家，成家必不偏。

　　若烦热困倦不食者，暑气伤胃也，服温中汤药即愈。若服香薷、六一寒凉等剂，冰损胃气，多致变疟痢泄泻诸证，慎之。若暑气客于心包络之经，令人谵言烦渴，欲饮冷水，小便秘涩，大便下赤水，当服阿胶丸、当归芍药汤而愈。若暑月饮食冷物，寒邪入客胃中，致腹中作痛，宜金液、草神、全真、来复等丹连二服便愈。若以凉药下之，变为中满脾泄。若元气虚，早间行路，冷气入腹，令人心肚作痛，宜服金液丹或来复丹。凡暑月人多食冷物，若常服金液、全真、来复、保元等丹，自然脾胃调和，饮食不伤，但少壮人须五日一次，恐热上攻眼目也。（中暑之证，原只寻常，苟渴饮无度，知母散可一服；若困倦不食，便当温中；设暑客于心包络，谵烦饮冷，溺涩便赤，清心凉血，皆一剂可愈者。若今之医家，将一切内伤虚寒之证，亦认为暑，恣用寒凉，朝夕靡已，及变阴深冷脱，犹云暑邪内攻，病势深重，难挽回矣。间遇明眼高手，投以参附，犹且从中阻挠。洎投之有效，辄觍颜支饰：我原欲转手，不谓渠意亦同。投之不效，谤言蜂起，一肩卸却，罪归参附。病家本不识病情，未免随之怨怅，嗟！嗟！此种医人，天良尽丧，予具热肠，常遭此辈谤累，因书此以志慨。）

【按】此言暑邪虽有热症，但不可一味寒凉，导致脾胃受损，若此则虽为暑邪，亦应投以热药，以固护脾胃。

# 暑月脾燥病

凡夏月冷物伤脾，又兼暑气客之，则成燥病，令人发热作渴不止，六脉弦大，乃火热伤肺而津液不能上输也，有脾胃之分。若发燥热而能食者，热在胃也，易治，服全真丹、荜澄茄散而愈。若发燥热不进饮食，四肢倦怠，热在脾也，为重，服金液、草神或来复等丹，五日而愈。如作暑治，下以凉药，热虽暂退，必变为中满、洞泄诸证。暑月发热，务分虚实，六脉沉数，饮食如常者，为实热，服薄荷煎而愈；若六脉弦紧，减食倦怠者，为虚热，大忌寒凉，宜全真、来复等丹而愈。（夏月发热作渴，脉弦而大，谁肯不作暑治而不用寒凉者，不知暑热熏蒸，耗人元气，元气既伤，未有不渴。冷物伤脾，有乖输灌；三焦失运，腠理不和，发热作渴，自所不免。且六脉弦大，弦则为减，大则为虚，体验果真，一温可解。今之医家，专尚香薷、青蒿、黄连、滑石等剂，变为泻泄，犹云协热，及至虚脱，全然不觉。此由脉理未明，误主作贼之误也。）

凡夏月阴气在腹，又暑能伤人元气，更兼冰水冷物损其脾胃，皆不足证也。《局方》俱用香薷饮、白虎、益元、黄连解毒等剂，重伤元气，轻则变疟痢、霍乱、泄泻等证，重则成虚劳、中满、注泻等证。余常以保元、来复、全真、金液、延寿、姜附汤等类治暑，百发百中，好生之士请尝试之。

【按】此虽为热证，但由于冷物伤脾，导致脾胃虚寒，若投以寒凉之药，热虽暂退，必变为中满、洞泄诸证。

# 两胁连心痛

此证由忧思恼怒，饮食生冷，醉饱入房，损其脾气，又伤肝气，故两胁作痛。庸医再用寒凉药，重伤其脾，致变大病，成中满、番胃而死。或因恼怒伤肝，又加青陈皮、枳壳实等重削其肝，致令四肢羸瘦，不进饮食而死。治之正法，若重者，六脉微弱，羸瘦，少饮食，此脾气将脱，急灸左命关二百壮，固住脾气则不死，后服金液、全真、来复等丹及荜澄茄散随证用之，自愈。（此证古法，在左为肝木为病，瘀血不消，恼怒所伤；在右则为痰，为饮，为食积气滞，此皆标病易于治疗。若宗气有乖，虚里作楚，荣气失调，脾络作痛，此非积渐温养不愈。至若两胁连心，痛如刀刺，此三阴受损，逆于膈肓之间，非重用温补不可。又肥气、息贲，此积在脏之募原，若泥古方，专于剥削，未有不死者也。）

【按】本病病位在肝脾，但重在脾，六脉微弱，羸瘦，少饮食等症皆为脾病，虽胁肋疼痛，命关位于胁肋，可治局部病症，故取命关一穴即可。

# 消渴

　　此病由心肺气虚，多食生冷，冰脱肺气，或色欲过度，重伤于肾，致津不得上荣而成消渴。盖肾脉贯咽喉，系舌本，若肾水枯涸，不能上荣于口，令人多饮而小便反少，方书作热治之，损其肾元，误人甚多。正书，春灸气海三百壮，秋灸关元二百壮，日服延寿丹十丸，二月之后，肾气复生。若服降火药，临时有效，日久肺气渐损，肾气渐衰，变成虚劳而死矣。此证大忌酒色，生冷硬物。若脾气有余，肾气不足，则成消中病，脾实有火，故善食而消，肾气不足，故下部少力，或小便如疳。孙思邈作三焦积热而用凉药，损人不少。盖脾虽有热，而凉药泻之，热未去而脾先伤败。正法先灸关元二百壮，服金液丹一斤而愈。（消渴虽有上中下之分，总由于损耗津液所致，盖肾为津液之原，脾为津液之本，本原亏而消渴之证从此致矣。上消者，《素问》谓之鬲消，渴而多饮，小便频数。中消者《素问》谓之消中，消谷善饥，身体消瘦。下消者，《素问》谓之肺消，渴而便数有膏。饮一溲二；后人又谓之肾消，肾消之证则已重矣。若脉微而涩或细小，身体瘦瘁，溺出味甘者，皆不治之证也，大法以救津液，壮水火为生。）

　　【按】窦材认为本病为肾气受损，气化失司，故令人多饮而小便反少，故艾灸关元，以补肾气。

**【治验】**

一人频饮水而渴不止，余曰：君病是消渴也，乃脾肺气虚，非内热也。其人曰，前服凉药六剂，热虽退而渴不止，觉胸胁气痞而喘。余曰：前证止伤脾肺，因凉药复损元气，故不能健运而水停心下也。急灸关元、气海各三百壮，服四神丹，六十日津液复生。方书皆作三焦猛热，下以凉药，杀人甚于刀剑，慎之。（津液受伤，不惟消渴，亦兼杂病，而误用寒凉者不少，时医以此杀人，而人不悟奈何。）

**【按】**本病病在肺脾肾，以关元治脾肾，气海治肺肾，两穴合而肺脾肾同调。


# 着恼病


此证方书多不载，人莫能辨，或先富后贫，先贵后贱，及暴忧暴怒，皆伤人五脏。多思则伤脾，多忧则伤肺，多怒则伤肝，多欲则伤心，至于忧时加食则伤胃。方书虽载内因，不立方法，后人遇此皆如虚证治之，损人性命。其证若伤肝脾则泄泻不止，伤胃则昏不省人事，伤肾则成痨瘵，伤肝则失血筋挛，伤肺则咯血吐痰，伤心则颠冒，当先服姜附汤以散邪，后服金液丹以保脾胃，再详其证而灸之。若脾虚灸中府穴各二百壮，肾虚灸关元穴三百壮，二经若实，自然不死。后服延寿丹，或多服金液丹而愈，凉药服多，重损元气则死。（此证皆因七情所伤，五志之过，审其所因而调治之，庶无失误。)

【按】本病为情志病，多责之于心肺脾肝，中府可治肺脾，关元可治肝脾肾。

【治验】

一人年十五，因大忧大恼，却转脾虚，庸医用五苓散及青皮、枳壳等药，遂致饮食不进，胸中作闷。余令灸命关二百壮，饮食渐进，灸关元五百壮，服姜附汤一二剂，金液丹二斤方愈，方书混作劳损，用温平小药误人不少，悲夫！（大忧恼而得脾泄，医用五苓、青皮、枳壳，变尚如此，近有六脉虚脱，脾肾败坏，犹云不妨而用此药者，又庸医中之厮隶也。）

【按】本案虽为着恼病，但初期病在脾，故先艾灸命关，等饮食渐进，再艾灸关元，以治肝脾肾。

# 头晕

此证因冷痰聚于脑，又感风寒，故积而不散，令人头旋眼晕，呕吐痰涎，老年人宜服附子半夏汤，少壮人宜服半夏生姜汤。若用凉剂则临时有效，痰愈凝而愈固，难以速效矣。（此即所谓头风证，故有冷痰聚脑，又感风寒之说，若头晕则纯属于虚，盖肝虚则血不上荣，肺虚则清阳不运，肾虚则厥成颠疾，心虚则火炎浮越。夫风虚痰火，间或有之，至于头风虚证不少，不可不知。）

**【按】**此病为痰饮病，因冷痰聚于脑，故应以温药化痰，老年人阳气不足，故宜服附子半夏汤，少壮人阳气正盛，可服半夏生姜汤。

## 【治验】

一人头风，发则旋晕呕吐，数日不食。余为针风府穴，向左耳入三寸，去来留十三呼，病患头内觉麻热，方令吸气出针，服附子半夏汤永不发。华佗针曹操头风，亦针此穴立愈。但此穴入针，人即昏倒，其法向左耳横下针，则不伤大筋，而无晕，乃《千金》妙法也。*（此针法奇妙，须与高手针家议之，方得无误。）*

**【按】**本病针法值得注意，针具用 3 寸长针，针刺方向从风府至左耳，进针深度 3 寸，手法提插法（去来），留针时间十三呼，引发感应病患头内觉麻热，出针方法吸气出针（泻法），此针刺方法记录十分详细。详见风府穴位讲解。

一人起居如常，但时发头痛，此宿食在胃脘也，服丁香丸十粒而愈。

# 厥证

《素问》云：五络俱绝，形无所知，其状若尸，名为尸厥。由忧思惊恐，致胃气虚闭于中焦，不得上升下降，故昏冒强直，当灸中脘五十壮即愈。此证妇人多有之，小儿急慢惊风亦是此证，用药无效，若用吐痰下痰药即死，惟灸此穴，可保无虞。令服来复丹、荜澄茄散而愈。（厥证《经》言详矣，尸厥不过厥证之一端，外有血厥、痰厥、煎厥、薄厥，总皆根气下虚之证，所谓少阴不至者厥也，又云内夺而厥，则为喑痱，此肾虚也。）

【按】第一句出自《素问·缪刺论》："五络俱竭，令人身脉皆动，而形无知也，其状若尸，或曰尸厥。"本病病机为胃气虚闭，故以中脘治之。

【治验】

一妇人产后发昏，二目滞涩，面上发麻，牙关紧急，二手拘挛，余曰：此胃气闭也。胃脉挟口环唇，出于齿缝，故见此证。令灸中脘穴五十壮，即日而愈。（产后血厥，仓公白薇散）

一妇人时时死去已二日矣，凡医作风治之不效，灸中脘五十壮即愈。

# 气脱

少年酒色太过，脾肾气虚，忽然脱气而死，急灸关元五百壮，服霹雳汤、姜附汤、金液丹久久而愈。此证须早治，迟则元气亦脱，灸亦无及矣。（更有血脱、神脱、精脱、津脱、液脱，若汗脱即津液脱也。）

【按】本病在脾肾，关元为肝脾肾三经的交会穴，故可急灸关元。

# 死脉见

此由少年七情六欲所损，故致晚年真气虚衰，死脉见于两手，或十动一止，或二十动一止，皆不出三年而死。又若屋漏、雀啄之类皆是死脉。灸关元五百壮，服延寿丹、保元丹六十日后，死脉方隐，此仙师不传之妙法也。（雍正三年初冬，一董姓者，来求诊脉。其脉，或二动一止，或七动一止，或十二动，或十七动一止，此心绝脉也。仲冬水旺，其何能生，姑定参、芪、茸、附、河车、脐带、桂心、枣仁等方与之。服十剂，脉之歇止参差，不似前之有定数矣，又十剂而歇止少矣，又十剂六脉如常矣。噫！不可谓药之无功也，且知治早，虽不用丹艾，亦有可生全者。）

【按】死脉为真气虚衰所致，故宜艾灸关元，以复元阳。

# 中风人气虚中满

此由脾肾虚惫不能运化，故心腹胀满，又气不足，故行动则胸高而喘。切不可服利气及通快药，令人气愈虚，传为脾病，不可救矣。宜金液丹、全真丹，一月方愈。重者，灸命关、关元二百壮。（肾虚则生气之原乏，脾虚则健运之力微，气虚中满之证作矣。又《内经》

谓脏寒生满病，医人知此不行剥削，重剂温补，为变者少矣。）

【按】本病病在脾肾，更侧重于脾，故宜艾灸命关、关元。如病位侧重肾，则可艾灸关元一穴。

# 老人两胁痛

此由胃气虚积而不通，故胁下胀闷，切不可认为肝气，服削肝寒凉之药，以速其毙。服草神、金液十日，重者灸左食窦穴，一灸便有下气而愈，再灸关元百壮更佳。（老人与病后及体虚人两胁作痛，总宜以调理肝脾，更须察其兼证有无虚实，治颇不易。）

【按】此并非胁肋痛，而是胃气虚积而不通导致胃胀，从而胁下胀闷，故辨证要分清病位，左食窦既可治脾，又可治局部病症。

【治验】

一人脾气虚，好食冷物不消，常觉口中出败卵臭，服草神丹即愈。若服全真、金液亦效。（脾胃既为食所伤，不可再施消克，唯治以温化，则自健运矣。）

一人脾气虚，致积气留于胁下，两肋常如流水，多服草神丹而愈。（脾虚致积，当用温行，水流胁下，更仗温化。）

# 吞酸

凡人至中年，脾气虚弱，又伤生冷硬物，不能营运，蕴积中焦，久之变为郁火、停疾，故令噎气，久则成中满、腹胀之证。须服草神丹、全真丹、金液丹皆可。（吞酸为病虽微，致害非浅，苟不慎节饮食，戒谨房帏，久久无不变成鼓胀。）

【按】本病不算严重，故可服用丹药，以补脾气。

# 脾疟

凡疟病由于暑月多吃冰水冷物，伤其脾胃，久而生痰，古今议论皆差，或指暑邪，或分六经，或云邪祟，皆谬说也。但只有脾胃之分，胃疟易治，脾疟难调。或初起一日一发，或间日一发，乃阳明证也。清脾饮、截疟丹皆可。若二三日一发，或午后发，绵延不止者，乃脾疟也。此证若作寻常治之，误人不少。正法当服全真、草神、四神等丹，若困重日久，肌肤渐瘦，饮食减少，此为最重，可灸左命关百壮，自愈。穷人艰于服药，只灸命关亦可愈。凡久疟止灸命关，下火便愈，实秘法也。（脾疟原属正虚，治得其法，应手即愈，而世人竟尚柴胡，攻多补少，不知元气既虚，又拔其本，以致耽延时日，变端百出，先生灸法，实可宗主。）

**【按】**窦材将疟疾仅分为两类，一脾一胃，胃疟易治，脾疟难调，胃疟可服丹药，其中清脾饮应为《济生方》所载，由青皮（去白）、厚朴（姜制，炒）、白术、草果仁、柴胡（去芦）、茯苓（去皮）、半夏（汤泡七次）、黄芩、甘草（炙）各等分组成。脾疟更应注重固本培元，重症更要艾灸命关。

## 【治验】

一人病疟月余，发热未退，一医与白虎汤，热愈甚。余曰：公病脾气大虚，而服寒凉，恐伤脾胃。病患云：不服凉药，热何时得退。余曰：《内经》云疟之始发，其寒也，烈火不能止；其热也，冰水不能遏。当是时，良工不能措其手，且扶元气，待其自衰。公元气大虚，服凉剂退火，吾恐热未去，而元气脱矣。因为之灸命关，才五七壮，胁中有气下降，三十壮全愈。（久疟而用白虎，真所谓盲人说瞎话也。缪仲醇一代名医，论多出此，窃所未解。予观《广笔记》，疑其所学，全无巴鼻，至于《本草经疏》，设立许多禁忌，令后人疑信相半，不敢轻用，为患匪细。）

**【按】**艾灸命关有胁中有气下降的感觉，此应为针灸人士所重视，灸感的传导也是目前针灸研究的课题之一。

# 胃疟

《素问》论疟而无治法，《千金》虽传治法，试之无效。凡人暑月过啖冷物，轻则伤胃，重则伤脾。若初起先寒后热，一日一发，乃胃疟也，易治。或吐，或下，不过十日而愈。扁鹊正法，服四神丹，甚者灸中脘穴三十壮愈。（此证感浅病轻，人多忽略。雍正三年，秋冬之交，人皆病此，重剂温补，或可幸免，投药少瘥，立见冰脱。用清解小柴胡者，皆不能起，宁绍之人，死者比比，以其溺用寒凉，虽一误再误，而终不悟也。）

【按】此为上病论述的补充，脾疟艾灸命关，胃疟艾灸中脘。

# 邪祟

此证皆由元气虚弱，或下元虚惫，忧恐太过，损伤心气，致鬼邪乘虚而入，令人昏迷，与鬼交通。当服睡圣散，灸巨阙穴二百壮，鬼气自灭，服姜附汤而愈。（邪祟乌能着人，人自着之耳。果立身正直，心地光明，不负君亲，无惭屋漏，鬼神钦敬不遑，何邪祟之敢乘哉，惟其阴幽偏颇，卑懦昏柔之辈，多能感此，有似邪祟之附着，究非邪祟也。盖由人之脏气受伤而神魂失守。故肝脏伤则意不宁，而白衣人来搏击；心脏伤则神不安，而黑衣人来毁伤；脾脏伤则意有不存，而青衣人来殴辱；肺脏伤则魄不守，而红衣人来凌轹；肾脏伤则志多犹疑，而黄衣人来斥辱。此皆神气受伤，以致妄有闻见，不觉其见乎四体，发乎语言，而若有邪祟所附也。正法惟有安其神魂，定其志魄，审其何脏之虚而补之，何脏之乘而制之可也。）

【按】本病病位在心，故艾灸心之募穴巨阙，以疗心神。

【治验】

一妇人因心气不足，夜夜有少年人附着其体，诊六脉皆无病，余令灸上脘穴五十壮。至夜鬼来，离床五尺不能近，服姜附汤、镇心丹五日而愈。

【按】诊六脉皆无病，则可不单纯治心，上脘一穴心胃同治，胃经是动病为神志病，故可用上脘治疗。

一贵人妻为鬼所着，百法不效。有一法师书天医符奏玉帝亦不效。余令服睡圣散三钱，灸巨阙穴五十壮，又灸石门穴三百壮，至二百壮，病患开眼如故，服姜附汤、镇心丹五日而愈。

一妇人病虚劳，真气将脱，为鬼所着，余用大艾火灸关元，彼难忍痛，乃令服睡圣散三钱，复灸至一百五十壮而醒。又服又灸，至三百壮，鬼邪去，劳病亦瘥。

【按】本病主要矛盾为虚劳，真气将脱，故应艾灸关元，而非专注于鬼祟。

# 怔忡

　　凡忧思太过，心血耗散，生冷硬物损伤脾胃，致阴阳不得升降，结于中焦，令人心下恍惚，当以来复丹、金液丹、荜澄茄散治之。若心血少者，须用独骸大丹，次则延寿丹亦可。（忧思之伤，怔忡之本证；饮食之伤，怔忡之兼证，微有虚实之殊。审证施治，自然无误。）

　　【按】怔忡病乃心之症状，但脾主思，脾胃为气血之源，又饮食生冷导致脾胃受损，胃为心下，故脾胃亦可引起怔忡。故应用温中之丹药治疗。

# 心痛

　　皆由郁火停痰而作，饮食生冷填于阳明、太阴分野，亦能作病，宜全真丹。若胃口寒甚，全真丹或姜附汤不愈，灸中脘七十壮。若脾心痛发而欲死，六脉尚有者，急灸左命关五十壮而苏，内服来复丹、荜澄茄散。若时痛时止，吐清水者，乃蛔攻心包络也，服安虫散。若卒心痛，六脉沉微，汗出不止，爪甲青，足冷过膝，乃真心痛也，不治。（心为一身之主宰，一毫不可犯，处正无偏，岂宜受病。凡痛非心痛，乃心之包络痛与脾痛、胃痛、膈痛耳。审其所因、所客，或气、或痰，虽有九种之分，虚实之异、大概虚者为多，属实者间亦有之，审察而治，庶无差错。)

【按】本病先病于胃，先服以丹药，不效艾灸中脘；若病重转脾，发而欲死，则急灸命关，再以温中丹药调理。若真心痛者，不治。窦材之治法与《内经》同，《灵枢·厥病》："厥心痛，腹胀胸满，心尤痛甚，胃心痛也，取之大都太白。厥心痛，痛如以锥针刺其心，心痛甚者，脾心痛也，取之然谷太溪……真心痛，手足青至节，心痛甚，旦发夕死，夕发旦死。心痛不可刺者，中有盛聚，不可取于俞。肠中有虫瘕及蛟蛕，皆不可取以小针。心肠痛，作痛，脓聚，往来上下行，痛有休止，腹热喜渴涎出者，是蛟蛕也。以手聚按而坚持之，无令得移，以大针刺之，久持之，虫不动，乃出针也。"

# 神痴病

凡人至中年，天数自然虚衰，或加妄想忧思，或为功名失志，以致心血大耗，痴醉不治，渐至精气耗尽而死，当灸关元穴三百壮，服延寿丹一斤。此证寻常药饵皆不能治，惟灸艾及丹药可保无虞。(此乃失志之证，有似痴呆，或如神祟，自言自笑，神情若失，行步若听，非大遂其志不能愈，故愈者甚少。)

【按】本病由于天数自然虚衰（肾气虚衰），或加妄想忧思（脾气虚衰），或为功名失志（肾气虚衰），故应艾灸关元，以补脾肾阳气。

**【治验】**

一小儿因观神戏受惊，时时悲啼如醉，不食已九十日，危甚，令灸巨阙五十壮，即知人事，曰：适间心上有如火滚下，即好。服镇心丸而愈。（惊则神无所倚，痰涎入客包络，宫城受伤，心不安宁，故肺气来乘，而虚火上蒸。灸法之妙，愈于缓惊锭、抱龙丸多矣。）

**【按】**上述神痴病多为中年人，此为小儿，上述病因皆无，病在心即艾灸心之募穴巨阙，灸感为心上有如火滚下。

一人功名不遂，神思不乐，饮食渐少，日夜昏默已半年矣，诸医不效。此病药不能治，令灸巨阙百壮、关元二百壮，病减半；令服醇酒一日三度，一月全安。盖醺酣忘其所慕也。（失志不遂之病，非排遣性情不可，以灸法操其要，醉酒陶其情，此法妙极。）

**【按】**此人之病为情志病，以艾灸虽能调其脏腑，却难以调节其情志，故以醇酒治之。

# 下注病

贫贱人久卧湿地，寒邪客于肾经，又兼下元虚损，寒湿下注，血脉凝滞，两腿粗肿，行步无力，渐至大如瓜瓠。方书皆以消湿利水治之，损人甚多，令灸涌泉、三里、承山各五十壮即愈。（俗名苏木腿，形状怪异可畏，终身之疾，鲜有愈者，先生灸法，未知验否。）

# 黄疸

暑月饮食冷物，损伤脾肾。脾主土，故见黄色，又脾气虚脱，浊气停于中焦，不得升降，故眼目遍身皆黄，六脉沉紧。宜服草神丹，及金液、全真、来复之类，重者灸食窦穴百壮，大忌寒凉。（此证第一要审阴阳，阳黄必身色光明，脉来洪滑，善食发渴，此皆实证，清湿热利小便可愈，若身热脉浮亦可发表。阴黄则身色晦暗，神思困倦，食少便溏。脉来无力，重用温补，则小便长而黄白退，若误作阳黄治之，为变非细。又一种胆黄证，因大惊卒恐，胆伤而汁泄于外，为病最重，惟觉之早，而重用温补者，尚可挽回。）

【按】黄疸多因脾虚导致水湿停聚，发为黄疸。故用温阳之品补气祛湿。重则艾灸食窦以温补脾胃。

【治验】

一人遍身皆黄，小便赤色而涩，灸食窦穴五十壮，服姜附汤、全真丹而愈。

# 黑疸

由于脾肾二经，纵酒贪色则伤肾，寒饮则伤脾，故两目遍身皆黄黑色，小便赤少，时时肠鸣，四肢困倦，饮食减少，六脉弦紧，乃成肾痨。急灸命关三百壮，服草神丹、延寿丹而愈，若服凉药必死。

【按】本病虽责之于脾肾，但遍身发黄、时时肠鸣、四肢困倦、饮食减少均表示主要矛盾在脾，故可艾灸命关。

# 便闭

老人气虚及妇人产后少血，致津液不行，不得通流，故大便常结，切忌行药，是重损其阴也。止服金液丹，久久自润，或润肠丸亦可。又大小便主肾，肾开窍于二阴，能营运津液，若肾气虚则二便皆不通，亦服金液丹，肾气壮则大小便自利矣。（有陈姓盐商，年七十六矣。春时患中风脱证，重剂参附二百余服，获瘥。至十月大便闭结不行，日登厕数十次，冷汗大出，面青肢厥。一马姓医，用滋补剂，入生大黄三钱。予深以为不可，戒之曰：老年脱后，幸参附救全，不能安养，过于思虑，以致津液枯竭，传送失宜。惟可助气滋津，佐以温化，自然流通，何事性急，以速其变。若一投大黄，往而不返，恐难于收功矣，姑忍二三日势当自解。病者怪予迟缓，口出怨咎之辞。至次日不得已，用人参二两、苁蓉一两、当归五钱、松柏仁各五钱、附子三钱、升麻四钱，煎服；外用绿矾一斤入围桶，以滚水冲入，扶其坐上，一刻而通。）

【按】本病病位在肾，肾主二阴，故可用金液丹，以补助肾阳，亦可通便，只硫黄一味，标本兼治。


# 溺血

凡膏粱人，火热内积，又多房劳，真水既涸，致阴血不静，流入膀胱，从小便而出。可服延寿丹，甚者灸关元。若少壮人，只作火热治之，然在因病制宜。（火热为积，实证也，一剂寒凉可解；房劳传肾，虚证也，非温补不可。审证而治，大有分别。）

【按】本病虽有火热内积，但艾灸亦可引火外泻，真水既涸则应温阳化水，病甚者则应补肾助阳，艾灸关元。


# 肠癖下血

此由饮食失节，或大醉大饱，致肠胃横解，久之冷积于大肠之间，致血不流通，随大便而出，病虽寻常，然有终身不愈者。庸医皆用凉药止血，故连绵不已。盖血愈止愈凝，非草木所能治也。正法：先灸神阙穴百壮，服金液丹十两，日久下白脓，乃病根除也。（《经》云：阴络伤则血内溢，血内溢则后血。治此之法，总在别其脉之强弱，色之鲜暗，该清、该温，愈亦不难。若不慎饮食，恣纵酒色，断不能愈矣。）

【按】本病病在肠，故艾灸神阙穴治疗。

# 膏肓病

人因七情六欲，形寒饮冷，损伤肺气，令人咳嗽，胸膈不利，恶寒作热，可服全真丹。若服冷药，则重伤肺气，令人胸膈痞闷，昏迷上奔，口中吐冷水，如含冰雪，四肢困倦，饮食渐减，此乃冷气入于肺中，侵于膏肓，亦名冷劳。先服金液丹，除其寒气，再用姜附汤十日可愈，或服五膈散、撮气散，去肺中冷气，重者灸中府三百壮可愈。（形寒饮冷之伤，初起原不甚深重，医人不明此证，误与凉药，积渐冰坚，致成膏肓之疾。及至气奔吐冷，寒热无已，不思转手温补，仍与以滋阴退热等剂，以致不起，非是病杀，乃医杀也。）

【按】本病虽曰膏肓病，实乃冷劳，病位在肺，故可服温肺之丹药，重者艾灸肺之募穴中府。

【治验】

有一人暑月饮食冷物，伤肺气，致咳嗽胸膈不利，先服金液丹百粒，泄去一行，痛减三分，又服五膈散而安。但觉常发，后五年复大发，灸中府穴五百壮，方有极臭下气难闻，自后永不再发。（世医不审病因，动云暑月热气伤肺，一派寒凉，致水气不消，变成大病。）

【按】本病例虽病在肺，灸后有极臭下气难闻，可见肺与大肠相表里。

# 噎病

肺喜暖而恶寒，若寒气入肺或生冷所伤，又为庸医下凉药冰脱肺气，成膈噎病。觉喉中如物塞，汤水不能下，急灸命关二百壮，自然肺气下降而愈。（噎病之多死者，皆由咽中堵塞，饮食不进，医人畏用热药，多用寒凉润取其滋补，焉能得生，用先生灸法甚妙，奈人不能信用，何哉。）

【按】本病位在肺脾，觉喉中如物塞，汤水不能下则责之于脾，故艾灸命关，另外肺与脾均属太阴，亦可相互调理。

又有肺寒一证，令人头微痛，多清涕，声哑，恶寒，肩背拘挛，脉微浮紧，当服华盖散，重则姜附汤，忌冷物。此证不可误认作痨证治，故表而出之。（肺寒之证，世医不识，不能用温散，但用桑皮、贝母、麦冬、玉竹等味壅住寒邪，做成弱证者多矣。）

# 咳嗽

咳嗽多清涕者，肺感风寒也，华盖散主之。若外感风寒，内伤生冷，令人胸膈作痞，咳而呕吐，五膈散主之。咳嗽烦躁者，属肾，石膏丸主之。大凡咳嗽者，忌服凉药，犯之必变他证，忌房事，恐变虚劳。久咳而额上汗出，或四肢有时微冷，间发热困倦者，乃劳咳也。急灸关元三百壮，服金液丹，保命丹，姜附汤，须早治之，迟则难救。（治咳嗽之法，若如先生因证制宜，焉有痨瘵不治之患，无如医者辄以芩知桑杏为要药，致肺气冰伏，脾肾虚败，及至用补又不过以四君、六味和平之剂、和平之药与之，所谓养杀而已。）

【按】外感风寒之咳嗽以华盖散治之；外感风寒，内伤生冷以五膈散主之；肾虚咳嗽以石膏丸治之。若劳咳则重在补肾，急灸关元。

# 咳碫病

此证方书名为哮喘，因天寒饮冷，或过食盐物，伤其肺气，故喉常如风吼声，若作劳则气喘而满。须灸天突穴五十壮，重者灸中脘穴五十壮，服五膈散，或研蚯蚓二条，醋调服立愈。（哮证遇冷则作，逢劳则甚，审治得当，愈亦不难，然少有除根者，先生此法甚妙，请尝试之。)

【按】哮喘病病轻时可艾灸天突以治肺，重者则艾灸中脘，既可温补肺气（肺经起于中焦），又可温补中焦化痰。地龙可清热平喘，故亦可治疗哮喘。

# 失血

凡色欲过度，或食冷物太过，损伤脾肺之气，故令人咯血。食前服钟乳粉、金液丹，食后服阿胶散而愈。若老年多于酒色，损伤脾气则令人吐血，损伤肾气则令人泻血，不早治多死。当灸关元三百壮，服姜附汤、金液丹自愈。伤肺气则血从鼻出，名曰肺衄，乃上焦热气上攻也。服金液丹或口含冷水，以郁金末调涂项后，及鼻柱上。凡肺衄不过数杯，如出至升斗者，乃脑漏也。（当作脑衄为是。）由真气虚而血妄行，急针关元三寸，留二十呼立止，再灸关元二百壮，服金液丹、草神丹可保。（失血之证，世人所畏，而医人亦多缩手，其畏者为殒命之速，而成痨瘵之易，缩手者，恐不识其原，而脱体之难。不知能究其原，察其因，更观其色，辨其脉，或起于形体之劳，或成于情志之过，由于外感者易治，出于内伤者难瘥。络脉与经隧有异，经隧重而络脉轻；肝脾与肺肾不同，肺肾难而肝脾易。苟不讹其治法，虽重难亦可挽回，唯在辨别其阴阳，权衡其虚实，温清补泻，各得其宜。不可畏其炎焰，专尚寒凉，逐渐消伐其生气，而致不可解者比比矣。）

**【按】**肺脾肾三脏均可导致失血，肺脾气虚则服钟乳粉、金液丹、阿胶散；肾气虚损则服姜附汤、金液丹，艾灸关元。若急症，则先针后灸。

**【治验】**

一人患脑衄，日夜有数升，诸药不效。余为针关元穴，入二寸留二十呼，问病患曰：针下觉热否？曰：热矣。乃令吸气出针，其血立止。

**【按】**针入二寸留二十呼，且用补法使得针下热，后吸气出针亦为补法。

一法治鼻衄与脑衄神方，用赤金打一戒指，带左手无名指上，如发作时，用右手将戒指捏紧，箍住则衄止矣。

**【按】**此为偏方，机理有待研究。


# 肾厥


凡人患头痛，百药不效者，乃肾厥。服石膏丸、黑锡丹则愈，此病多酒多色人则有之。(《经》云：厥成为巅疾，又云：少阴不至者厥也。头痛之证，肾虚者多，若用他药，断难奏效，惟大温补为是，温补不效其丹艾乎。)

**【按】**肾厥头痛，窦材于《神方》中记载以石膏丸治疗，黑锡丹

《扁鹊心书》不载，应为《太平惠民和剂局方》之黑锡丹，由黑锡、硫黄、川楝子、胡芦巴、木香、附子（制）、肉豆蔻、补骨脂、沉香、小茴香、阳起石、肉桂组成，以温潜真阳，散寒降逆。

## 【治验】

一人因大恼悲伤得病，昼则安静，夜则烦悗，不进饮食，左手无脉，右手沉细，世医以死证论之。余曰：此肾厥病也。因寒气客脾肾二经，灸中脘五十壮，关元五百壮，每日服金液丹、四神丹。至七日左手脉生，少顷，大便下青白脓数升许，全安。此由真气大衰，非药能治，惟艾火灸之。（此证非灸法不愈，非丹药不效，二者人多不能行，医人仅用泛常药以治，其何能生。）

# 脾劳

人因饮食失节，或吐泻、服凉药致脾气受伤，令人面黄肌瘦，四肢困倦，不思饮食，久则肌肉瘦尽，骨立而死。急灸命关二百壮，服草神、金液，甚者必灸关元。（先天之原肾是也，后天之本脾是也。人能于此二脏，谨摄调养，不使有乖，自然脏腑和平，经脉营运，荣卫贯通，气血流畅，又何劳病之有？病至于劳则已极矣，非重温补何由得生。虞范溪强立五劳之证，所用皆系温平凉剂，以此灾梨祸枣，实是贻害后人。）

【按】本病病位在脾，故以命关治脾。

# 肾劳

夫人以脾为母，以肾为根，若房事酒色太过则成肾劳，令人面黑耳焦，筋骨无力。灸关元三百壮，服金液丹可生，迟则不治。

【按】本病病位在肾，故以关元治肾。

# 头痛

风寒头痛则发热、恶寒、鼻塞、肢节痛，华盖、五膈、消风散皆可主。若患头风兼头晕者，刺风府穴，不得直下针，恐伤大筋，则昏闷。向左耳横纹针下，入三四分，留去来二十呼，觉头中热麻是效。若风入太阳则偏头风，或左或右，痛连两目及齿，灸脑空穴二十一壮，其穴在脑后入发际三寸五分，再灸目窗二穴，在两耳直上一寸五分，二十一壮，左痛灸左，右痛灸右。（头风之病，证候多端，治得其法者殊少，致为终身痼疾，先生刺灸二法甚妙，无如医者不知，病者畏痛奈何。）

【按】此针法与上之"头晕"同，但"头晕"言进针三寸，此言入三四分，恐难有觉头中热麻之感，应以三寸为是。脑空与目窗取穴及刺灸法详见腧穴解。

# 梦泄

凡人梦交而不泄者，心肾气实也；梦而即泄者，心肾气虚也。此病生于心肾，非药可治。当用纸捻长八寸，每夜紧系阴囊，天明解之，自然不泄。若肾气虚脱，寒精自出者，灸关元六百壮而愈。若人一见女子精即泄者，乃心肾大虚也，服大丹五两，甚者灸巨门五十壮。（仲景云：阴寒精自出，酸削不能行。可知精之不固，由于阳之不密。先生云：肾气虚脱，寒精自出，则温补下元为得法矣。世医苟明此理，以治遗精，必不专事寒凉，而治人夭枉矣。）

【按】当用纸捻长八寸，每夜紧系阴囊，此为治标之法，相当于结扎输精管。肾气虚脱，艾灸关元，若心气亦虚，则加灸巨阙，此处"巨门"应为"巨阙"之误。

# 奔豚

此由肾气不足，又兼湿气入客小肠，连脐发痛，或上或下，若豚之奔，或痛连外肾成疝气者，服塌气散、茱萸丸、金铃子丸或蟠葱散。（奔豚与疝不同，混淆不得，从小腹而上，抵心者，奔豚也；从少腹而上逆脐，冒气与横弦，冒疝也；从阴囊而上冲心膈，痛欲死者，冲疝也；

从少腹而下连肾区者，小肠与狐疝也。是有差别，不可不审。)

【按】本病言奔豚，其病机见于《灵枢·四时气》："气盛则厥逆，上冲肠胃，熏肝，散于肓，结于脐。"其所用方剂《扁鹊心书》不载，笔者认为塌气散出自《博济方》卷二，由舶上茴香、枳壳、茯苓、人参、陈皮、青皮、甘草、苍术、丁香、干姜、高良姜组成，主治虚气攻冲，心胸满闷，元气冷疼，及一切气不调顺。名为茱萸丸方剂众多，方药有所差距，但主治近似，实难考证为何方，待考。金铃子丸出自《太平惠民和剂局方》卷五，由金铃子、益智仁、胡芦巴、石菖蒲、破故纸（补骨脂）、茴香、巴戟天、木香、白茯苓、陈皮组成，具有利气止痛、补肾治疝之功效。主治肾气发动，牵引疼痛，脐腹弦急，攻冲不定。蟠葱散出自《太平惠民和剂局方》卷三，由延胡索、苍术、甘草、茯苓、蓬莪术、三棱、青皮、丁皮、缩砂仁、槟榔、肉桂、干姜组成，主治脾胃虚冷，心腹痛连两胁，胸膈痞闷，背膊连项拘急疼痛，不思饮食，时或呕逆，霍乱转筋，腹冷泄泻，膀胱气刺，小肠及外肾肿痛；及治妇人血气攻刺，癥瘕块硬，带下赤白，或发寒热，胎前产后，恶血不止，脐腹疼痛。

# 肺膈痛

此证因肺虚，气不下降，寒气凝结，令人胸膈连背作痛，或呕吐冷酸水，当服五膈散自愈。（此证治若失宜，久久必成膈证。)

【按】此病为肺气虚寒所致，故可用五膈散治疗。


# 骨缩病


此由肾气虚惫，肾主骨，肾水既涸则诸骨皆枯，渐至短缩，治迟则死。须加灸艾，内服丹附之药，非寻常草木药所能治也。（凡人年老，逐渐矬矮，其犹骨缩之病乎。）

【按】此仅言须加灸艾，未言何穴，本病病位在肾，故应艾灸关元，从下治验可验证。

【治验】

一人身长五尺，因伤酒色，渐觉肌肉消瘦，予令灸关元三百壮，服保元丹一斤，自后大便滑，小便长，饮食渐加，肌肉渐生，半年如故。（此自消瘦，与骨缩有间，不知何缘附此，中间疑有缺文。）


# 手颤病


四肢为诸阳之本，阳气盛则四肢实，实则四体轻便。若手足颤摇不能持物者，乃真元虚损也。常服金液丹五两，姜附汤自愈。若灸关元三百壮则病根永去矣。（手足颤摇，终身痼疾，若伤寒初起如是者，多难治。若过汗伤营而致者，宜以重剂扶阳，加以神气昏乱者，亦不治。）

【按】此病病在肾，经言：阳气者，精则养神，柔则养筋。又言卫气者出于下焦。故可艾灸关元以养神调经，补益真元。


# 老人便滑

凡人年少，过食生冷硬物面食，致冷气积而不流，至晚年脾气一虚，则胁下如水声，有水气则大便随下而不禁，可服四神丹、姜附汤，甚者灸命关穴。此病须早治，迟则多有损人者。又脾肾两虚，则小便亦不禁，服草神丹五日即可见效。（老人大便不禁，温固灸法为妥，若连及小便而用草神丹，中有朱砂、琥珀，恐非其宜。）

【按】窦材认为此病病位在脾，故艾灸命关。丹药则以脾肾同补之四神丹、草神丹、姜附汤为主。


# 老人口干气喘

老人脾虚则气逆冲上逼肺，令人动作便喘，切不可用削气苦寒之药，重伤其脾，致成单腹胀之证。可服草神丹、金液丹、姜附汤而愈，甚者灸关元穴。肾脉贯肺系舌本，主营运津液，上输于肺，若肾气一虚，则不上荣，故口常干燥，若不早治，死无日矣。当灸关元五百壮，服延寿丹半斤而愈。（口干气喘，系根元虚而津液竭，庸医不思补救，犹用降削苦寒之品，不惭自己识力不真，而妄扫温补之非宜，及至暴脱，更卸过于前药之误。此辈重台下品，本不足论，但惜见者闻者，尚不知其谬妄，仍奉之如神明，重蹈覆辙者，不一而足，岂不哀哉？）

【按】本病病位主要在肾，经脉可连于肺脾，故可艾灸关元一穴。


# 气瘿

若山居人，溪涧中，有姜理石，饮其水，令人生瘿瘤，服消风散。（当是消瘿散。）初者服姜附汤。若血瘿、血瘤则不可治，妄治害人。

【按】胡钰参论是，此应为消瘿散，且于《神方》中言治气瘿。


# 蛊毒

闽广之人，以诸虫置一器内，令其互相啖食，候食尽而独存者即蛊也。中其毒则面目黄肿，心腹胀满疼痛，或吐涎血，久则死矣。初得时用皂角一挺，槌根二两水煎浓汁二盏，临卧服之，次早取下毒物后，用以万岁藤根，湿纸裹煨熟，每日空心嚼五枚，生麻油送下，三日毒从大便出。凡人至川广每日饮食，宜用银箸，箸白即无妨，箸黑即有毒也。

【按】本病有面目黄肿，心腹胀满疼痛，故病位在胃肠，皂角可开窍祛痰、润燥通便，槌根可能代指萝卜，亦可下气通便。万岁藤即天门冬，可润燥通便。

# 痫证

有胎痫者，在母腹中，母受惊，惊气冲胎，故生子成疾，发则仆倒，口吐涎沫，可服延寿丹，久而自愈。有气痫者，因恼怒思想而成，须灸中脘穴而愈。（胎痫出于母腹，俗所谓三撮成痫者也。气痫由于七情，故大病后及忧苦人，并纵性贪口腹人率多患此。医书虽有阴阳五脏之分，然皆未得其要，而愈者盖寡。先生此法直中肯綮，予用之而获效者多矣。）

【按】本病发病牙关紧闭，口吐涎沫，为胃气闭也，故应艾灸中脘。

【治验】
一人病痫三年余，灸中脘五十壮即愈。
一妇人病痫已十年，亦灸中脘五十壮愈。凡人有此疾，惟灸法取效最速，药不及也。

# 午后潮热

若饮食减少，四肢倦怠，午后热者，胃气虚也。若起居如常，但发烦热，乃胃实心气盛也。服茜草汤五日愈。

【按】本茜草汤于《扁鹊心书》中不载，笔者认为应为《圣济总录》卷六十九中记载的茜草汤，由茜草、雄黑豆、炙甘草组成，主治虚热燥渴。

# 溏泻

冷气犯胃，故水谷不化，大便溏滑，甚则脱肛者，厚肠散、半硫丸主之。

【按】此处厚肠散《扁鹊心书》不载，按照窦材用药习惯，可能指的是宋代《魏氏家藏方》中记载的厚肠散，由诃子、龙骨、肉豆蔻、附子、赤石脂、木香、川白姜组成。

# 腹胀

冷物伤脾则作胀，来复丹、全真丹皆可用。

【按】来复丹、全真丹为治脾之专方。

# 痢疾

痢因积滞而成者，如圣饼化积而愈；暑热所伤，下赤而肿者，黄连丸；腹痛者，当归芍药汤；寒邪客于肠胃下白者，姜附汤、桃花丸。

【按】此处所载黄连丸，本书不载，主治痢疾的黄连丸在《肘后方》《医心方》《外台》《太平圣惠方》等均有记载，但差异不大，以凉药为主。

# 水泻

火热作泻，珍珠散；食积作泻，如圣饼、感应丸。

【按】珍珠散其中有硫黄、滑石，故药剂性平，窦材用于火热泄泻。感应丸神方中不载，但此方同名者多，《三因极一病证方论》《太平惠民和剂局方》《脾胃论》均有记载，均为脾胃冷积所作。

# 下血

暑中于心，传于小肠，故大便下血，宜当归建中汤。

【按】由窦材所言看，应为热证，但用当归建中汤治疗，此当归建中汤应为神方中建中汤加当归而成，与仲景当归建中汤不同，笔者认为有误，下有肠痈热证也用当归建中汤，窦材可能认为正气足，病即愈，故热证仍用姜附剂。

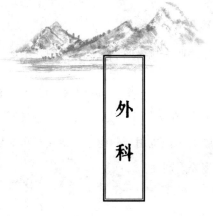

外 科

# 疽疮

有腰疽、背疽、脑疽、腿疽，虽因处以立名、而其根则同。方书多用苦寒败毒之药，多致剥削元气，变为阴疽，侵肌蚀骨，溃烂而亡。不知《内经》云：脾肾气虚，寒气客于经络，血气不通，着而成疾。若真气不甚虚，邪气不得内陷，则成痈。盖痈者，壅也。血气壅滞，故大而高起，属阳易治。若真气虚甚，则毒邪内攻，附贴筋骨，则成疽。盖疽者，阻也。邪气深而内烂，阻人筋骨，属阴难治。其始发也，必憎寒、壮热，急服救生汤五钱，再服全好。甚者，即于痛处，灸三五壮。（阴疽即三五十壮，亦不为过。）如痛者属阳，易治。若不痛，乃疽疮也，急服保元丹，以固肾气。若用凉转药，则阳变为阴，或不进饮食而死，急灸关元可生。（近世疡医，只记一十三味方，不问邪之深浅，感之重轻，顶之起不起，色之红不红，不辨五美，不审七恶，概用此方，更加凉解。即见纯阴冷毒，而犹云半阴半阳，总以发散解毒为良法，及至寒凉冰伏，尚云毒盛内攻。或见神情躁扰，终认火热未清。小证变大，浅证变深，若遇大证，未有不受其害者。世谓外柯拉折腿，医亦不尽然。人之无良，亦或有之，其余实由学问未精，识证不确，阴阳错乱，虚实混淆，变证之来，全然不晓，有似故意害人，其实非本心也。）

【按】其《内经》言一句出自《灵枢·痈疽》："寒邪客经络之中，则血泣，血泣则不通，不通则卫气归之，不得复反，故痈肿寒气化为热，热胜则腐肉，肉腐则为脓，脓不泻则烂筋，筋烂则伤骨，骨伤则髓消，不当骨空，不得泄泻，血枯空虚，则筋骨肌肉不相荣，经脉败漏，熏于五脏，脏伤故死矣。"此疽疮一病实为阴疽，故可服救生汤、艾灸关元治疗。

**【治验】**

一人病脑疽六日，危笃不进饮食，余曰：年高肾虚，邪气滞经也。令服救生汤，即刻减半，夜间再进一服全安。

一人忽患遍身拘急，来日阴囊连茎肿大如斗，六脉沉紧。余曰：此阴疽也，幸未服解毒凉药，若服之，则茎与睾丸必皆烂去而死。急令服救生汤五钱，又一服全安。

一老妇脑后作痛，憎寒拘急。余曰：此欲发脑疽也。急服救生汤三服全愈。（余治一妇，新产深居密室，头面遍体生札马疔，外科与清火败毒药二剂，立时消去，其家甚喜。次日胸中气闷，渴燥不已，神气异常。至晚腹痛泄泻，身热体倦，呕恶不食。疡医云暑毒内攻，更与连栀凉剂，煎讫将进。适余至，诊其脉空散无根，一息七八至，乃里虚毒陷也，即以异功加姜附饮之。次日，泻止，神清，食粥不呕。又一剂，而札马疔仍复发出，亦不如前之痛苦矣。夫札马疔小疾耳，凉解一误，尚变脱陷，况大毒乎！记此以为疡医寒凉之戒，精方脉者，亦不可不明此理。）

凡一切痈疽发背，疔疮乳痈疖毒，无非寒邪滞经，只以救生汤服之，重者减半，轻者全安，百发百中。

**【按】**上述三案两例为老年肾虚所致，一例为寒邪客于经络所致。

# 疠风

此证皆因暑月仰卧湿地，或房劳后，入水冒风而中其气。令人两目壅肿，云头斑起，或肉中如针刺，或麻痹不仁，肿则如痛疽，溃烂筋骨而死。若中肺俞、心俞，名曰肺癫易治，若中脾、肝、肾俞，名曰脾肝肾癫难治。世传医法，皆无效验。

黄帝正法：先灸肺俞二穴，各五十壮，次灸心俞，次脾俞，次肝俞，次肾俞，如此周而复始，全愈为度。内服胡麻散，换骨丹各一料。然平人止灸亦愈，若烂见筋骨者难治。（《经》云：脉风成为疠，盖风之中人，善行而数变，今风邪留于脉中，淹缠不去，而疠风成矣。其间有伤营、伤卫之别。伤营者，营气热胕，其气不清，故使鼻柱坏而色败，皮肤疡溃。伤卫者，风气与太阳俱入行于脉俞，散于分肉之间，与卫气相犯，其道不利，故使肌肉膹膜而有疡。此证感天地毒疠浊恶之气，或大醉房劳，或山岚瘴气而成。毒在气分则上体先见，毒在血分则下体先见，气血俱受则上下齐见。更须分五脏之毒，肺则皮生白屑，眉毛先落，肝则面发紫泡，肾则脚底先痛，或穿踏则遍身如癣，心则双目受损。此五脏之毒，病之重者也。又当知五死之证，皮死麻木不仁，肉死割刺不痛，血死溃烂目瘫，筋死指甲脱落，骨死鼻柱崩坏。此五脏之伤，病之至重者，难治。若至音哑目盲更无及矣。）

【按】疠风一病，即大麻风，较为难治。若中肺俞、心俞易治，若中脾、肝、肾俞难治。《素问·风论》："风气与太阳俱入，行诸脉俞，散于分肉之间，与卫气相干，其道不利，故使肌肉膹膜而有疡。卫气有所凝而不行，故其肉有不行也。疡者，有营气热府，其气不清，故使鼻柱坏而色败，皮肤疡溃，风寒客于脉而不去，名曰疠风，或名曰寒热。"可见疠风属于湿热疫毒，《素问·水热穴论》："五脏俞旁五，此十者，以泻五脏之热也。"可见五脏俞均可泻热，窦材认为此种热症也可艾灸。此病乃邪气中于五脏背俞而起，故可艾灸五脏背俞治疗，艾灸次序即由表及里的顺序，久病及肾，故最后艾灸肾俞。

**【治验】**

一人面上黑肿，左耳下起云紫如盘蛇，肌肉中如刀刺，手足不知痛。询其所以，因同僚邀游醉卧三日，觉左臂黑肿如蛇形，服风药渐减，今又发。余曰：非风也，乃湿气客五脏之俞穴。前服风药，乃风胜湿，故当暂好，然毒根未去。令灸肾俞二穴各百壮，服换骨丹一料，全愈，面色光润如故。

一人遍身赤肿如锥刺，余曰：汝病易治。令灸心俞、肺俞四穴各一百壮，服胡麻散二料而愈。但手足微不随，复灸前穴五十壮，又服胡麻散二料全愈。

一人病疠证，须眉尽落，面目赤肿，手足悉成疮痍。令灸肺俞、心俞四穴各十壮，服换骨丹一料，二月全愈，须眉更生。

**【按】**虽胡麻散为治疗疠风专方，但窦材也多用换骨丹，换骨丹本为窦材治中风半身不遂设立的方剂，然换骨丹可补益脾肾，祛风除痰，亦适用于疠证。

# 破伤风

凡疮口或金刃破处，宜先贴膏药以御风，不然致风气入内，则成破伤风。此证最急，须早治，迟则不救。

若初得此时，风客太阳经，令人牙关紧急，四肢反张，项背强直，急服金华散，连进二三服，汗出即愈。若救迟则危笃，额上自汗，速灸关元三百壮可保，若真气脱，虽灸无用矣。（此证所患甚微，为害甚大，虽一毛孔之伤，有关性命之急，一人因拔髭一茎，忽然肿起不食，有友人询余，余曰：此破伤风也，速灸为妙。疡医认作髭疔，治以寒凉，不数日发痉而死。）

【按】窦材言初得破伤风时，急服金华散，但神方中不载，《圣济总录·箭镞金刃入肉》中有生肌金华散，但为外用，并非内服，具体成分有待考证。若真气将脱，速灸关元以复阳气。

# 牙槽风

凡牙齿以刀针挑之，致牙根空露，为风邪所乘，令人齿龋。急者溃烂于顷刻，急服姜附汤，甚者灸石门穴。（肾主骨，齿乃骨之余，破伤宣露，风邪直袭肾经，致溃烂于俄顷，舍姜附而用寒凉为变，可胜道哉。）

【按】齿为少阴所主，溃烂为肾气不能生化，故用姜附汤，石门为丹田所在，以救元阳。

# 腰痛

老年肾气衰，又兼风寒客之，腰髋髀作痛，医作风痹走痛，治用宣风散、趁痛丸，重竭真气，误人甚多。

正法服姜附汤散寒邪，或全真丹，灸关元百壮，则肾自坚牢，永不作痛，须服金液丹，以壮元阳，至老年不发。（老年腰痛而作风气痹证治者，多致大害，即使风痹，重用温补亦能散去。）

【按】宣风散即神方中宣风丸，趁痛丸神方中不载，但后言此两方剂重竭真气，误人甚多，应为凉药，且治疗"风痹走痛"，考《圣济总录》有趁痛丸，由大戟、甘遂、白芥子组成，用于治疗风毒留客日久，气虚邪实，走注疼痛。但其本为肾气衰，故用姜附汤、全真丹，或灸关元补肾助阳，故言肾自坚牢，永不作痛。

# 疝气

由于肾气虚寒，凝积下焦，服草神丹，灸气海穴自愈。（此证《内经》论五脏皆有，而后人以病由于肝，先生言因肾气虚寒，总不若丹艾之妙。）

【按】本病由于肾气虚寒，凝积下焦而起，金液丹力量较弱，故用草神丹大补脾肾，救气海补肾益气，又可治疗近部病症。


# 痹病


风寒湿三气合而为痹，走注疼痛，或臂腰足膝拘挛，两肘牵急，乃寒邪凑于分肉之间也，方书谓之白虎历节风。治法于痛处灸五十壮，自愈，汤药不效，惟此法最速。若轻者不必灸，用草乌末二两、白面二钱，醋调熬成稀糊，摊白布上，乘热贴患处，一宿而愈。（痹者，气血凝闭而不行，留滞于五脏之外，合而为病。又邪入于阴则为痹，故凡治痹，非温不可，方书皆作实治，然属虚者亦颇不少。）

【按】对于痹症窦材多用局部取穴治疗，若轻者可用熨法或贴敷治疗，此法乃窦材深谙《内经》之妙化裁而成，《灵枢·经筋》："治之以马膏，膏其急者，以白酒和桂，以涂其缓者，以桑钩钩之，即以生桑灰置之坎中，高下以坐等，以膏熨急颊，且饮美酒，啖美炙肉，不饮酒者，自强也，为之三拊而已。"


# 脚气


下元虚损，又久立湿地，致寒湿之气，客于经脉，则双足肿痛，行步少力。又暑月冷水濯足，亦成干脚气，发则连足心、腿肚，肿痛如火烙，或发热、恶寒。治法灸涌泉穴，则永去病根，若不灸，多服金液丹亦好。平常药临时有效，不能全除。其不能行步者，灸关元五十壮。大忌凉药，泄伤肾气，变为中满、腹胀而死。久患脚气人，湿气上攻，连两胁、腰腹、肩臂拘挛疼痛，乃肾经湿盛也。服宣风丸五十粒，微下而愈。然审果有是证者可服，若虚人断不可轻用。（脚气壅疾，言邪气壅滞于下，有如痹证之闭而不行。但此证发则上冲心胸，呕吐、烦闷，甚为危险，即《内经》所谓厥逆是也。轻者，疏通经脉，解散寒湿，调其阴阳，和其血气，亦易于治。如苏梗、腹皮、木瓜、槟榔、苍术、独活等药，皆可用也。其甚者憎寒、壮热、气逆、呕吐、筋急入腹，闷乱欲绝，此邪冲入腹，危险更甚，非重用温化不可，如茱萸、姜附等药，宜皆用之。至如剥削过度，脉微欲绝，变成虚寒，往往不起，不可谓壅疾而不利于补也。）

【按】脚气病多因下元虚损导致，轻者艾灸涌泉，重者艾灸关元。肾经湿盛，服用宣风丸。

【治验】

一人患脚气，两骱骨连腰，日夜痛不可忍，为灸涌泉穴五十壮，服金液丹五日全愈。（此证有似痛痹。）

一女人患脚气，忽手足遍身拘挛疼痛，六脉沉大，乃胃气盛也，服宣风丸三十粒，泄去而愈。（此证须细审的确，方可用。）

# 足痿病

凡腰以下肾气主之，肾虚则下部无力，筋骨不用，可服金液丹，再灸关元穴，则肾气复长，自然能行动矣。若肾气虚脱，虽灸无益。（此证《内经》皆言五脏虚热，故后人有补阴虎潜、金刚、地黄等丸。东垣又作湿热，而以潜行散为治痿妙药，然不可泥也。虚寒之证亦颇不少，临证审详，自有分晓。）

**【治验】**

一老人腰脚痛，不能行步，令灸关元三百壮，更服金液丹强健如前。

**【按】**病本在肾，肾虚之证故用金液丹，艾灸关元。

# 淋证

此由房事太过，肾气不足，致包络凝滞，不能通行水道则成淋也，服槟榔汤、鹿茸丸而愈。若包络闭涩，则精结成砂子，从茎中出，痛不可忍，可服保命丹，甚者灸关元。（淋浊之证，古人多用寒凉厘清通利之品，然初起则可，久而虚寒，又当从温补一法。）

**【按】**槟榔汤即神方中槟榔丸，以治淋证，又因本病肾气不足，故用鹿茸丸温补下元。有石淋痛不可忍，则加艾灸治疗。

# 阴茎出脓

此由酒色过度，真气虚耗，故血化为脓，令人渐渐羸瘦，六脉沉细。当每日服金液丹、霹雳汤，外敷百花散。五六日，腹中微痛，大便滑，小便长。忌房事，犯之复作。若灸关元二百壮，则病根去矣。（遗滑淋浊，无不由酒色之过，至于血出，可谓剧矣。又至化血为脓，则肾虚寒而精腐败，非温补不可。更须谨戒，若仍不慎，必致泄气而死。）

**【按】**此病病位在肾，故用金液丹、霹雳汤、艾灸关元治疗。

# 肠痈

此由膏粱饮酒太过，热积肠中，久则成痈，服当归建中汤自愈。若近肛门者，用针刺之，出脓血而愈。（此证身皮甲错，腹皮急胀如肿，甚者腹胀大，转有水声，或绕脐生疮，若脐间出脓者不治。大法以□□为主，若脓成□□□而殒。）（方框中为佚字。）

**【按】**热积肠中仍用当归建中汤，笔者认为有误，待考。近肛门者，用针刺之，出脓血而愈，此为铍针之法。

# 肠痔

此由酒肉饮食太过，致经脉解而不收，故肠裂而为痔。服金液丹可愈，外取鼠腐（当是妇字）虫十枚，研烂摊纸上贴之，少刻痛止。若老人患此，须灸关元二百壮，不然肾气虚，毒气下注，则难用药也。（凡系咳嗽吐血后，大肠并肺虚极，而热陷于大肠，多难收功，若专于治痔，而罔顾本原，未有不致毙者。）

【按】肾主二阴，故窦材认为服金液丹可愈，外用鼠妇虫镇痛，老人需注意固护肾气，故灸关元。对于痔疮，笔者多用放血疗法，效果显著，常取腰骶反应点、委中、耳尖。

# 三虫

三虫者，蛔虫，蛲虫，寸白虫也。幼时多食生冷硬物，及腥厌之物，久之生虫。若多食牛肉，则生寸白。其蛔虫长五六寸，发则令人心痛，吐清水，贯心则死。寸白虫如葫芦子，子母相生，长二三寸，发则令人腹痛。蛲虫细如发，随气血周游遍身，出皮肤化为疯癞，住腹中，为蛲瘕，穿大肠为痔漏，俱宜服安虫散。若人谷道痒痛，当用轻粉少许服之，来日虫尽下，寸白虫亦能下。

【治验】

一妇人病腹胀诸药不效，余令解腹视之，其皮黄色光如镜面，乃蛲瘕也。先炙牛肉一斤，令食后用生麻油调轻粉五分服之，取下蛲虫一合，如线如须状，后服安虫散而愈。

【按】此病现已少见，窦材以安虫散治之。


# 瘰疬


此证由忧思恼怒而成，盖少阳之脉，循胁绕颈环耳，此即少阳肝胆之气，郁结而成。亦有鼠涎堕食中，食之而生，是名鼠疬。治法俱当于疮头上炙十五壮，以生麻油调百花膏敷之，内服平肝顺气之剂，日久自消。切不可用斑蝥、石灰、砒霜之类。（《内经》所谓陷脉为瘘，留连肉腠。此风邪外伤经脉，留滞于肉腠之间，而为瘰疬，乃外感之轻者也。《灵枢经》所谓肾脏受伤，水毒之气出于上，而为鼠瘘。失治多至殒命，乃内伤之重者也。）

【按】此为局部取穴，后外用百花膏治一切疮疡，后言内服平肝顺气之剂，该柴胡之类。

# 牙疳

胃脉络齿荣牙床，胃热则牙缝出血，犀角化毒丸主之。（出《局方》。）肾虚则牙齿动摇，胃虚则牙床溃烂，急服救生丹，若齿龈黑，急灸关元五十壮。（牙齿动摇或有知其肾虚者，至牙床溃烂，谁不曰胃火上攻，敢服救生丸并灸关元者鲜矣。）

【按】胡钰参论曰犀角化毒丸出《局方》，笔者未见，可能为有犀角的其他相关清热解毒方剂。此牙疳分为两端，胃热及肾虚胃虚，临床需仔细辨别。

# 蝼蛄疖

风寒凝于发际，或冷水沐头，小儿头上生疖，麻油调百花散涂之。如脑痈初起，亦服救生汤。

【按】百花散治疗一切疮毒，故可直接外用。脑痈可参看疽疮。

# 秃疮

寒热客于发腠，浸淫成疮，久之生虫，即于头上，灸五十壮自愈。看其初起者，即是头也。

【按】此即为局部取穴，不再赘述。

# 水沫疮

小儿腿胻间有疮，若以冷水洗之，寒气浸淫遂成大片，甚至不能步履。先以葱椒姜洗挹干，又以百花散掺之，外以膏药贴之，出尽毒水，十日全愈。

【按】先以葱椒姜洗以祛皮表寒湿，后外用百花散。

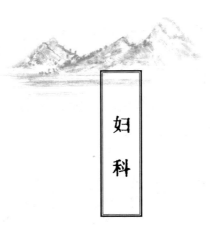

妇科

# 妇人

妇人除妊娠外，有病多与男子相同，但男子以元阳为主，女子以阴血为主，男子多肾虚为病，女子多冲任虚为病。盖冲为血海，任主胞胎，血信之行，皆由冲任而来，若一月一次为无病，愆期者为虚，不及期者为实，脉沉细而涩，月信不来者，虚寒也。血崩者，冲任虚脱也。崩者，倒也。白带者，任脉冷也。任为胞门子户，故有此也。发热减食，皆为气血脾胃之虚；不减食，止发热者，心脏虚也。此外疾病治法皆与男子同。（妇人另立一科，原属无谓，业方脉者，不知男女之分，阴阳之异，冲任之原，月信之期，胎孕之病，产乳之疾者，则是走方小技之俦，乌得称大方哉。）

【按】窦材此言妇科生理病理之总纲。但按方脉而言，妇科疾病也并非窦材所言如此简单，但从窦材灸法而言，大道至简，窦材常用穴位数十个，却可通治内外妇儿，全身各部疾患，值得学习。

# 子嗣

妇人血旺气衰则多子，气旺血衰则无子。若发黑，面色光润，肌肤滑泽，腋隐毛稀，乃气衰血旺也，主多子。若发黄，面无光彩，肌肉粗涩，腋隐毛多，乃气旺血衰也，主无子。若交合时，女精先至，男精后冲者，乃血开裹精也，主成男。若男精先至，女精后来者，乃精开裹血也，主成女。若男女精血前后不齐至者，则不成胎。（为子嗣计者，重在择妇，妇人端庄则生子凝重。交合有节，则生子秀美。既生之后，又须选择乳母，儿吮其乳，习其教导，往往类之。先天性情虽禀于父母，而后天体局往往多肖乳母。）

【按】女子以血为用，以肝为先天，故曰血旺气衰则多子，气旺血衰则无子。以毛发定气血可见于《灵枢·阴阳二十五人》，气多则毛多，血多则毛黑而润泽，窦材以腋毛验之，概此为少阴心经所主，心主血故也。血开裹精、精开裹血之说尚缺乏一定科学基础，此不论述。

# 血崩

《经》云：女子二七而天癸至，任脉通，太冲脉盛，月事以时下，若因房事太过，或生育太多，或暴怒内损真气，致任脉崩损，故血大下，卒不可止，如山崩之骤也。治宜阿胶汤、补宫丸半斤而愈。切不可用止血药，恐变生他病，久之一崩不可为矣。若势来太多，其人作晕，急灸石门穴，其血立止。（血崩之证，乃先后冲任经隧周身之血，悉皆不能收持，一时暴下，有如山崩水溢，不可止遏，非重剂参附补救不能生也，间有属实者，当以形证求之。）

【按】此《经》云出自《素问·上古天真论》，窦材言切不可用止血药，也许分情况视之，今多按方约之所著《丹溪心法附余》塞流、澄源、复旧来治疗崩漏，窦材多以石门治疗妇科诸症。

# 带下

子宫虚寒，浊气凝结下焦，冲任脉（即子宫也）不得相荣，故腥物时下。以补宫丸、胶艾汤治之。甚者灸胞门、子户穴各三十壮，不独病愈而且多子。（带下之证，十有九患，皆由根气虚而带脉不收引，然亦有脾虚陷下者，有湿浊不清者，有气虚不摄者。有阳虚不固者，先生单作子宫虚寒，诚为卓见。）

【按】带下病多虚寒证，故用补宫丸、胶艾汤治疗，以温补冲任，调经止带，此胶艾汤乃神方中胶艾汤，与仲景之胶艾汤略有差别。胞门、子户为奇穴，《千金翼方》卷二十六："胞门，在关元左边二寸是也，右边二寸名子户。"

# 乳痈

良由脏气虚衰，血脉凝滞，或为风寒所客着而成痈矣。若阳明蕴热，亦能成此。先觉憎寒壮热，服救生汤一剂，若迟三五日，宜多服取效。

【按】若此病因脏气虚衰，血脉凝滞所致，可用救生汤治一切疮毒，服之神效。若因阳明蕴热而起，恐应另换方剂。


# 胎逆病

妊娠后，多于房事，或食冷物不消，令人吐逆不止，下部出恶物，可服金液丹、霹雳散即好。（胎逆即恶阻，俗所谓病儿是也。苟能慎起居，戒房事，节饮食，不但无病儿之患，而生子亦多易育，若谨摄已当，而仍病者，是系孕妇体弱，气血多虚故耳。）

【按】此胎逆病并非胎气上逆，此为妊娠后，由于多于房事，或食冷物不消，脾肾虚损所致吐逆不止，下部出恶物，故用金液丹、霹雳散治疗。


# 脐中及下部出脓水

此由真气虚脱，冲任之血不行，化为脓水，或从脐中，或从阴中，淋沥而下，不治即死。灸石门穴二百壮，服金液丹、姜附汤愈。（脐为神阙穴，上脾下肾，不可有伤，若出脓水，先后天之气泄矣，焉得不死。）

【按】此证乃真气虚脱之症，可艾灸关元治疗，但又有冲任之血不行，乃妇科之症，窦材常用石门穴治疗。

# 妇人卒厥

凡无故昏倒，乃胃气闭也，灸中脘即愈。（贪食多欲之妇，多有此证。）

【按】此妇人卒厥乃因贪食多欲，故胃气闭，故可艾灸中脘，若真气虚脱之厥症，可艾灸关元。

# 产后虚劳

生产出血过多，或早于房事，或早作劳动，致损真气，乃成虚劳。脉弦而紧，咳嗽发热，四肢常冷，或咯血吐血，灸石门穴三百壮，服延寿丹、金液丹，或钟乳粉，十日减，一月安。（凡虚劳而其脉弦紧者，病已剧矣，况在生产而出血过多者乎！急投温补，唯恐已迟，苟或昧此，尚欲滋阴，愈无日矣。）

【按】产后虚劳与虚劳一样，多责之于脾肾，然于妇科病，窦材多以石门治之。

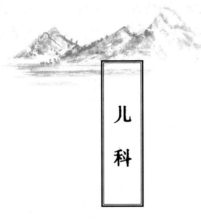

儿科

# 小儿

小儿纯阳，其脉行疾，一息六七至为率，迟冷数热与大人脉同。但小儿之病，为乳食所伤者，十居其半，发热用平胃散，吐泻用珍珠散，头痛发热，恐是外感，用荜澄茄散，谷食不化，用丁香丸，泄泻用金液丹。（小儿之脉较之大人固是行疾，第略差半至一至为率，若六七至，非平脉也。平脉而六七至，则数脉将八至矣，脉至八至非脱而何。）

【按】此段先言小儿生理与病理，后言用药大纲。

# 惊风

风木太过，令人发搐，又积热蓄于胃脘，胃气瞀闭，亦令卒仆，不知人事。先服碧霞散吐痰，次进知母黄芩汤，或青饼子、朱砂丸皆可。若脾虚发搐，或吐泻后发搐乃慢惊风也，灸中脘三十壮，服姜附汤而愈。（小儿之急惊、慢惊，犹大人中风之闭证、脱证，温清补泻，审病当而用药确，自无差讹。）

【按】此段分言急慢惊风。急惊风为急症，故先用碧霞散吐痰救急，后以知母黄芩汤清热，或青饼、朱砂丸清膈化痰以治小儿惊风。若慢惊风则灸中脘，服姜附汤以补脾助阳。

# 斑疹（即痘子）

小儿斑疹，世皆根据钱氏法治之，此不必赘。但黑泡斑及缩陷等证，古今治之，未得其法，以为火而用凉药治者，十无一生。盖此乃污血逆于皮肤，凝滞不行，久则攻心而死。黄帝正法，用霹雳汤、姜附汤。凡多死之证，但用此法，常有得生者。盖毒血死于各经，决无复还之理。唯附子健壮，峻走十二经络，故用此攻之，十中常生八九。于脐下一寸，灸五十壮，则十分无事。若以凉药凝冰其血，致遍身青黑而死，此其过也。世俗凡遇热证，辄以凉药投之，热气未去，元气又漓，此法最不良。余每遇热证，以知母五钱煎服，热即退，元气无损，此乃秘法。（钱氏之法，后世儿医咸遵守之，以五行五色而分五脏之证，以顺逆险而为难易不治之条，所用之药不过温平无奇，阳热之逆诚可救全，阴寒之逆，百无一愈。其后陈氏虽云得法，十中或救一二，不若先生之论，阐千古之秘奥，为救逆之神枢。儿医苟能奉行，自然夭枉者少矣。每见世俗一遇逆证，勿论阴阳，辄云火闭，石膏、黄连、大黄用之不厌，人皆信之，至死不悔。近时费氏《救偏琐言》一出，庸子辄又奉为典型。在证药相合者，虽偶活其一二，而阴寒之证，亦以其法治之，冤遭毒害者，不知凡几矣。）

【按】窦材所言黑泡斑及缩陷等症乃危急重症，此乃污血逆于皮肤，以用霹雳汤、姜附汤补火助阳、固护元气，艾灸阴交穴治疗血与水在皮者虚寒证。

# 小儿午后潮热

小儿午后潮热，不属虚证，乃食伤阳明，必腹痛吐逆，宜用来复丹、荜澄茄散。

【按】小儿午后潮热亦有属虚证者，但有伤食，腹痛，吐逆者多数实证，窦材以来复丹、荜澄茄散消食化积，治疗腹痛吐逆，午后潮热。

# 吐泻

小儿吐泻因伤食者，用珍珠散；因胃寒者，用姜附汤，吐泻脉沉细，手足冷者，灸脐下一百五十壮；慢惊吐泻灸中脘五十壮。(人家肯用姜附，小儿亦已幸矣，若灼艾至一百五十壮，以此法劝之，断乎不允，只索托之空言耳。)

【按】吐泻之症病位主要在中焦，伤食吐泻者以珍珠散治之，胃寒者补火助阳，脾肾双补，如同釜底加薪，慢惊吐泻病仍在脾胃，故艾灸中脘。

# 面目浮肿

此证由于冷物伤脾，脾虚不能化水谷，致寒饮停于中焦，轻者面目浮肿，重者连阴囊皆肿。服金液丹，轻者五日可愈，重者半月全愈，当饮软粥半月，硬物忌之。（金液丹洵是活命之神药，但世人不识。在大人尚有许多疑虑，小儿焉肯用哉？）

【按】此病病在脾，为脾胃虚寒所致，用金液丹补火助阳。


# 小儿咳嗽

小儿肺寒咳嗽，用华盖散；若服凉药，并止咳药更咳者，当服五膈散；若咳嗽面目浮肿者，服平胃散；咳而面赤者，上焦有热也，知母黄芩汤。（咳而面赤属上焦实热者，宜用知母黄芩，若咳甚而面赤兼呕涎沫者，则当以温补气血为宜。）

【按】此为窦材辨证论治的典型案例，肺寒咳嗽轻者用华盖散，肺寒咳嗽重者用五膈散，若咳嗽面目浮肿，此为脾胃运化失司，故用平胃散，上焦有热的咳嗽，用知母黄芩汤。

# 胎寒腹痛

脏气虚则生寒，寒甚则腹痛，亦有胎中变寒而痛者。调硫黄粉五分，置乳头令儿吮之即愈。三四岁者，服来复丹。

【按】此胎寒腹痛指小儿感寒所致症状，《诸病源候论》卷四十七："小儿在胎时，其母将养取冷过度，冷气入胞，伤儿肠胃，故儿生之后，冷气犹在胃肠之间。其状儿肠胃冷不能消乳哺，或腹胀，或时谷利，令儿颜色素皅，时啼者，是胎寒故也。"置乳头硫黄粉令儿吮之一法即令小儿服用金液丹，只因患儿无法服用，故用此法。

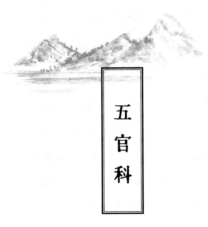

五官科

# 喉痹

此病由肺肾气虚，风寒客之，令人颐颔粗肿，咽喉闭塞，汤药不下，死在须臾者，急灌黄药子散，吐出恶涎而愈。此病轻者治肺，服姜附汤，灸天突穴五十壮亦好；重者服钟乳粉，灸关元穴，亦服姜附汤。

【按】黄药子散为吐剂，以消胸中恶涎，为急则治标之法。一般而言，病轻者治肺，病重者治肾，喉痹今人多用清热解毒之法，殊不知寒邪直中少阴者，亦可发为喉痹，与肾经循咽喉有关，我校国医大师李士懋曾多次用姜附剂治疗喉痹，需辨证精准方可使用，若真为火热实证，则应用清热解毒之法。

【治验】

一人患喉痹，痰气上攻，咽喉闭塞，灸天突穴五十壮，即可进粥，服姜附汤，一剂即愈，此治肺也。

一人患喉痹，颐颔粗肿，粥药不下，四肢逆冷，六脉沉细。急灸关元穴二百壮，四肢方暖，六脉渐生，但咽喉尚肿，仍令服黄药子散，吐出稠痰一合乃愈，此治肾也。

一人患喉痹，六脉细，余为灸关元二百壮，六脉渐生。一医曰：此乃热证，复以火攻，是抱薪救火也。遂进凉药一剂，六脉复沉，咽中更肿。医计穷，用尖刀于肿处刺之，出血一升而愈。盖此证忌用凉药，痰见寒则凝，故用刀出其肺血，而肿亦随消也。（先生治肺治肾之法，千古卓见。况咽喉之证，风火为患，十有二三，肺肾虚寒，十有八九。喉科不明此理，一味寒凉，即有外邪，亦致冰伏，若元本亏损，未有不闭闷致死者。所以咽喉妙法，第一开豁痰涎，痰涎既涌，自然通快，然后审轻重以施治，姜附、灼艾，诚为治本之法，但人多畏之，而不肯用耳。然当危急时，亦不可避忌，强为救治，亦可得生也。至于刺法，亦须知之。雍正四年，咽喉证甚行。友人之子沈礼庭亦患喉痹，次日即烂。予诊其两寸无力，两尺空散，乃阴虚火动，以七味丸作汤与服一剂，证虽未减而痛势少缓。邻家强其延喉科视之，彼医笑予动辄用热药，不知此乃阳明热甚证，火性急速，故一日而喉即腐溃，岂可用温补剂耶！乃投白虎二剂，服未半，而神气改常，语言错乱，甚至颠倒不眠，其家惶急，复延予。予诊其脉乱而八九至，予曰：果病阳明燥火，石膏实为良剂。今系无根之焰，而妄用白虎，使胃络陷下，而不能上通，故心神失守。以归脾汤加桂饮之，甫一剂而神恬脉静矣。噫！彼喉科一无学之人，妄为评品大方，乱投汤药，几至杀人，亦愚矣。）

【按】此三个治验分属三种情况，第一个乃病轻者治肺，第二个乃病重者治肾，第三个乃误治后用放血救急，言用尖刀于肿处刺之，此实为铍针用法，金元四大家张子和喜用此法，可参看。

# 口眼㖞斜

此因贼风入舍于阳明之经，其脉挟口环唇，遇风气则经脉牵急，又风入手太阳经亦有此证。

治法：当灸地仓穴二十壮，艾炷如小麦粒大。左㖞灸左，右㖞灸右，后服八风散，三五七散，一月全安。（此证非中风兼证之口眼㖞斜，乃身无他苦而单现此者，是贼风之客也，然有筋脉之异，伤筋则痛，伤脉则无痛，稍有差别，治法相同。）

【按】此口眼㖞斜并未伤及脑，仅在经筋，面部为阳明所主，又言风入手太阳经亦有此证，与其循行有关，然治法也为地仓艾灸，同侧艾灸，后服药巩固，八风散应即为八风汤。

# 眼病

肝经壅热上攻，致目生昏翳，先服洗肝散数剂，后服拨云散，其翳自去。若老年人肾水枯涸，不能上荣于目，致双目昏花，渐至昏暗，变为黄色，名曰内障，服还睛丹，半月目热上攻，勿惧。此乃肾气复生，上朝于目也。如觉热，以手掌揉一番，光明一番，一月间，光生复旧矣。（眼科用药，不循纪律，只用一派发散寒凉，所谓眼垃圾是也。倘能尽如先生之法而行之，天下丧明者少矣。）

【按】若眼病乃肝经壅热上攻所致，故先用洗肝散清热，后用拨云散明目退翳。若眼病乃脾肾不足所致，则用还睛丹，以复脾肾阳气。

【治验】

余家女婢，忽二目失明，视之又无晕翳，细思此女，年少精气未衰，何缘得此证，良由性急多怒，有伤肝脏，故经脉不调而致，遂与密蒙花散一料，如旧光明矣。（病有万变，医止一心，线索在手，头绪逼清，何惧病体之多端，不愁治疗之无术。）

【按】此案并非肝火壅热，又无晕翳，故用密蒙花散疏风明目即可，用洗肝散则太过。

# 耳聋

有为风寒所袭而聋者，有心气不足而聋者，当服一醉膏，滚酒下，汗出而愈。若多酒色人，肾虚而致聋蔽者，宜先服延寿丹半斤，后服一醉膏。若实聋则难治。（肾开窍于耳，又胃之宗气别走于耳，故耳聋一证属虚者多，今言心气不足，而用一醉膏，此理未解。又云实聋者难治，尚俟细参。琦按：人于六十外，精神强健，不减少壮，而惟耳重听，乃肾气固藏之征，多主老寿不须医治。此书所谓若实聋则难治者，当是指此一种。）

【按】窦材用方药治疗耳聋，神方中一醉膏乃窦材自撰方，仅有麻黄一味药，《日华子本草》言麻黄："通九窍，调血脉，御山岚瘴气。"张锡纯谓麻黄于全身脏腑经络，莫不透达，麻黄辛散，可通耳窍少有发明者。方名一醉膏乃因麻黄对中枢有刺激作用，且要求滚酒下，故可产生醉感，故名。据药理研究发现麻黄碱能使冠状血管扩张，增加冠脉流量，与垂体后叶素合用于升压时，能克服大量垂体后叶素所引起的冠状血管收缩及心脏抑制。麻黄碱的升压作用缓慢持久，可维持数小时，收缩压的升高较舒张压为显著，舒张压一般不降低。对于心脏也有强大的兴奋作用，可能与可治心气不足而聋者有关。

# 参考资料

1.《黄帝明堂经辑校》

2.《针灸甲乙经》

3.《备急千金要方》

4.《太平圣惠方》

5.《格氏解剖学》

6.《奈特解剖学》

7.《坎贝尔骨科学》

8.《中医方剂大辞典》

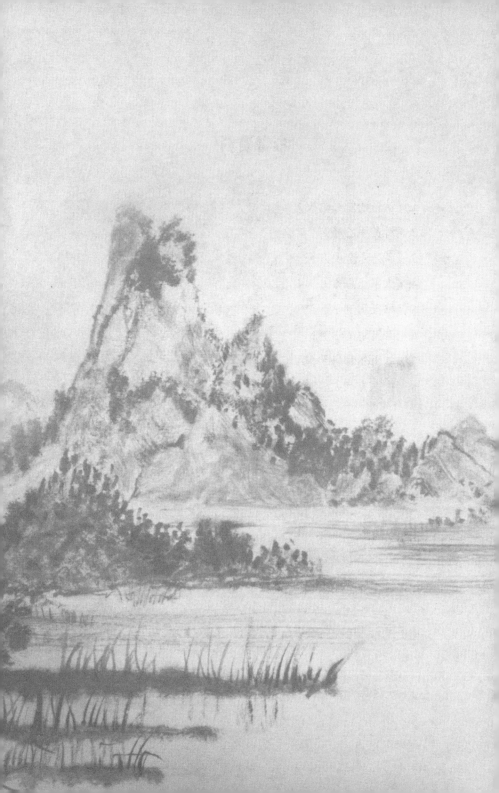

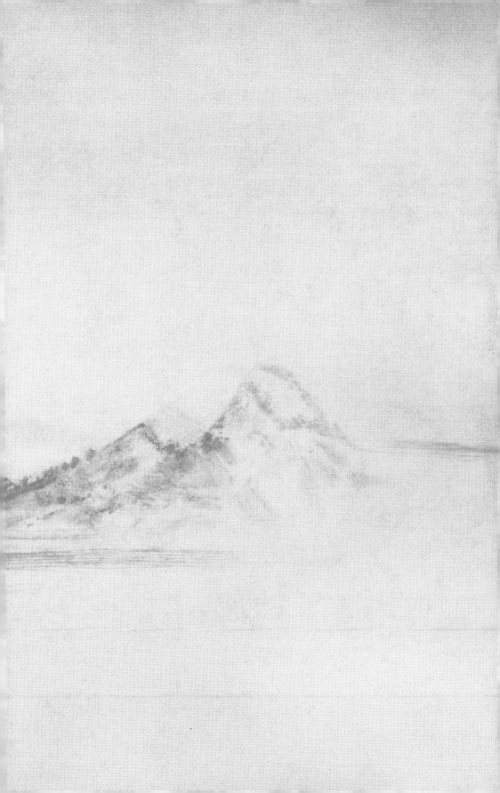